DÉPOT LÉ AL
Rh
N°
1920

DOCTEUR L. MAURIZOT

Ex-interne des Hôpitaux de Lyon
Préparateur à la Faculté de Médecine

LES PLAIES DE L'ARTÈRE POPLITÉE

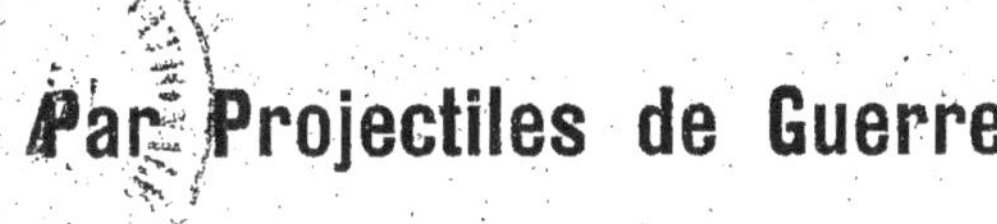

Par Projectiles de Guerre

(Leur traitement dans une ambulance de l'avant)

VILLEFRANCHE
IMPRIMERIE DU *Réveil du Beaujolais*
9 et 9 bis, rue Pierre-Morin

1920

T 138
d
640

LES PLAIES DE L'ARTÈRE POPLITÉE

Par Projectiles de Guerre

(Leur traitement dans une ambulance de l'avant)

Docteur L. MAURIZOT

Ex-interne des Hôpitaux de Lyon
Préparateur à la Faculté de Médecine

LES PLAIES DE L'ARTÈRE POPLITÉE

Par Projectiles de Guerre

(Leur traitement dans une ambulance de l'avant)

VILLEFRANCHE

IMPRIMERIE DU *Réveil du Beaujolais*

9 et 9 bis, rue Pierre-Morin

1920

MEIS ET AMICIS

A MES MAITRES DANS LES HOPITAUX

EXTERNAT

M. LE PROFESSEUR PONCET (in memoriam).
MM. VILLARD, ROQUE, GALLAVARDIN.

INTERNAT

MM. FROMENT, MOURIQUAND, LAROYENNE, VILLARD,
DELORE, DESGOUTTES, POLLOSSON

A MES MAITRES DE LA FACULTÉ

LABORATOIRE DE MÉDECINE OPÉRATOIRE

M. LE PROFESSEUR M. POLLOSSON.
M. LE PROFESSEUR AGRÉGÉ LAROYENNE.
M. LE PROFESSEUR AGRÉGÉ LERICHE.
M. LE PROFESSEUR AGRÉGÉ DUROUX.

A MON JURY DE THÈSE

INTRODUCTION

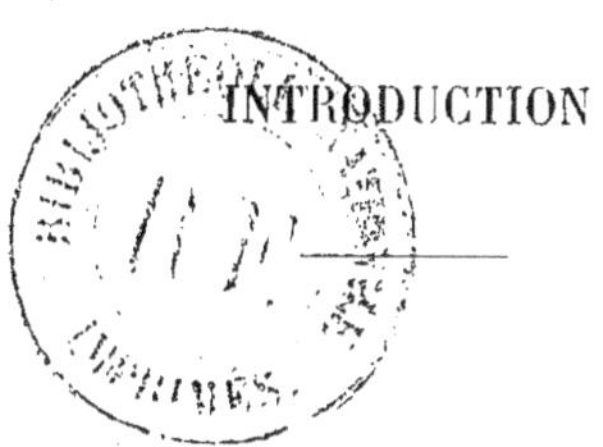

Parmi les blessures récentes des vaisseaux que la guerre nous a permis d'observer, les plaies de l'artère poplitée nous sont apparues avec une gravité immédiate pour la vie du membre et celle du blessé lui-même.

Nous parlerons seulement des plaies de la poplitée telles qu'on peut les observer dans les formations chirurgicales de l'avant et nous montrerons quelles indications théra-peutiques d'urgence elles posent. Les blessés atteints étaient retenus et traités dans les ambulances chirurgicales ou dans les H. O E. de première ligne où nous avons fonc-tionné pendant un an et demi.

Après avoir rappelé les détails anatomiques intéressant la région poplitée, la distribution artérielle de la poplitée (d'après des radiographies d'artère injectée au minium térébenthiné) et montré comment peut s'établir normale-ment la circulation collatérale du genou, nous indiquerons les raisons anatomo-pathologiques qui s'opposent à la cir-culation de retour.

Nous fixerons les principaux signes permettant d'affir-mer l'existence d'une lésion de la poplitée et nous envi-sagerons dans un dernier chapitre, avec les résultats opé-ratoires, la technique habituellement suivie et nous discuterons la valeur relative de la ligature et des autres moyens thérapeutiques qu'on peut mettre en œuvre.

Nous apportons un certain nombre d'observations personnelles : les unes complètes, les autres n'ont été suivies que jusqu'au moment de l'évacuation du blessé.

Nos vifs remerciements vont à M. Charrier, chirurgien des hôpitaux de Bordeaux, qui nous a suggéré le sujet de cette thèse. Pendant un an et demi, nous avons opéré sous sa direction. Il fut pour nous le maître bienveillant et affectueux. Il est resté l'ami, auquel nous renouvelons l'assurance de notre cordiale sympathie.

Monsieur le Professeur Vallas a bien voulu s'intéresser à notre thèse et en accepter la présidence. Nous le prions de trouver ici nos respectueux remerciements pour son bienveillant accueil.

Le Docteur Japiot a bien voulu assurer la parfaite exécution de nos clichés radiographiques. Nous le remercions vivement ainsi que tous ceux qui nous ont apporté l'appoint de leurs observations cliniques.

CHAPITRE PREMIER

CONSIDÉRATIONS ANATOMIQUES ET PHISIOLOGIQUES

Il nous a paru intéressant de rappeler, en les précisant, quelques considérations anatomiques relatives à l'artère poplitée, à ses branches collatérales et au creux poplité tout entier. La constitution anatomique du creux poplité, la distribution spéciale de l'artère poplitée contribuant à former le dispositif classique mais variable de la circulation artérielle du genou, la variabilité des branches collatérales avec leurs anastomoses nous permettront d'expliquer dans certains cas de blessures de l'artère poplitée les conditions du retour du sang par les collatérales après la ligature du tronc principal du creux poplité. D'autre part, nous essayerons de montrer anatomiquement, pourquoi une ligature de la poplitée évolue ou non vers la gangrène ischémique du membre, selon les conditions anatomo-pathologiques réalisées par la blessure de l'artère poplitée. Le creux poplité au point de vue topographique est une région bien spéciale, l'artère poplitée avec ses collatérales est un gros tronc dont la blessure s'est toujours montrée particulièrement grave. Les raisons de cette gravité seront indiquées et rapportées à des considérations anatomiques.

L'artère poplitée commence à l'endroit précis où l'artère fémorale, passant sous l'anneau du troisième adducteur, franchit la branche de bifurcation interne de la ligne âpre du fémur. Le passage des vaisseaux fémoraux laisse toujours une empreinte sur la branche de bifurcation de la ligne âpre. Souvent, même, le passage de l'artère fémorale sur l'os est indiqué par la présence d'une gouttière. La poplitée descend d'abord un peu obliquement en bas et en dehors, puis verticalement suivant le grand axe du creux poplité. Soulevée dans sa partie moyenne par le ligament postérieur de l'articulation du genou, elle décrit une légère courbe à concavité antérieure. Longue de 16 à 18 cm. (Sappey, Poirier), son diamètre moyen et de 7 m/m.

Quelquefois, continuation directe de l'artère ischiatique, elle peut provenir de la fémorale profonde, Il y a d'ailleurs toujours une anastomose entre les branches terminales des vaisseaux issus de la fémorale profonde et une des branches récurrentes de la poplitée, comme nous avons pu le vérifier par les dissections que nous avons faites et les radiographies d'artères injectées.

Dans la majorité des cas, la division de la poplitée s'opère au niveau du bord supérieur du muscle poplité. Quelquefois, elle se fait au niveau des plateaux tibiaux ou de l'interligne du genou, plus rarement, au niveau des condyles du fémur.

Dans sa portion supérieure, l'artère est recouverte par le demi-membraneux et demi-tendineux. Dans son tiers

moyen, elle apparaît au fond du losange poplité, formé
en haut (triangle supérieur) par le biceps, le demi-tendineux et le demi-membraneux, en bas (triangle inférieur)
par les deux jumeaux presque contigus. L'artère n'est
pas directement en rapport avec l'os, elle en est séparée
par une certaine épaisseur de tissu graisseux. Plus bas,
la poplitée répond en avant au ligament postérieur de l'articulation du genou, puis elle s'enfonce entre les jumeaux
qui la recouvrent partiellement, et entre en rapport alors
avec le muscle poplité. Dans ce trajet, la poplitée reste
profonde, séparée de l'aponévrose d'enveloppe supertielle
par de la graisse.

Dans son tiers supérieur, l'artère est en rapport intime
avec la veine qui lui est adhérente. Cet accolement explique la coexistence de la lésion des deux vaisseaux. Le
nerf sciatique poplité interne est sous-aponévrotique et
séparé des vaisseaux par une épaisse couche graisseuse.
Plus bas, il se rapproche des vaisseaux, s'accole à leur
face postérieure.

L'artère et la veine sont contenues dans une gaine celluleuse commune, très dense qui rend leur dissection difficile. Souvent, au cours de l'exploration des vaisseaux
poplités, il est possible de prendre l'artère pour la veine
et vice-versa, d'autant mieux que la veine poplitée artè-
rialisée a à peu près le même calibre, la même consistance que l'artère. Les vaisseaux, artère et veine, noyés
dans l'hématome diffus, sont difficilement distingués et
séparables. Dans la gaine celluleuse commune cheminent
des vasa-vasorum, signalés par Hyrtl. Ces vasa-vasorum
nés en partie des circonflexes du genou, en partie de la
poplitée elle-même, s'anastomosent dans l'épaisseur même

de la gaîne, et, Hyrtl fait remarquer le rôle important joué par eux dans le rétablissement de la circulation collatérale après ligature de la poplitée.

. La poplitée émet un certain nombre de branches, qui, par leurs anastomoses nombreuses, établissent la relation artérielle entre la cuisse et la jambe. Deux cercles artériels, l'un situé autour de l'épiphyse inférieure du fémur. l'autre autour de l'extrémité supérieure du tibia sont

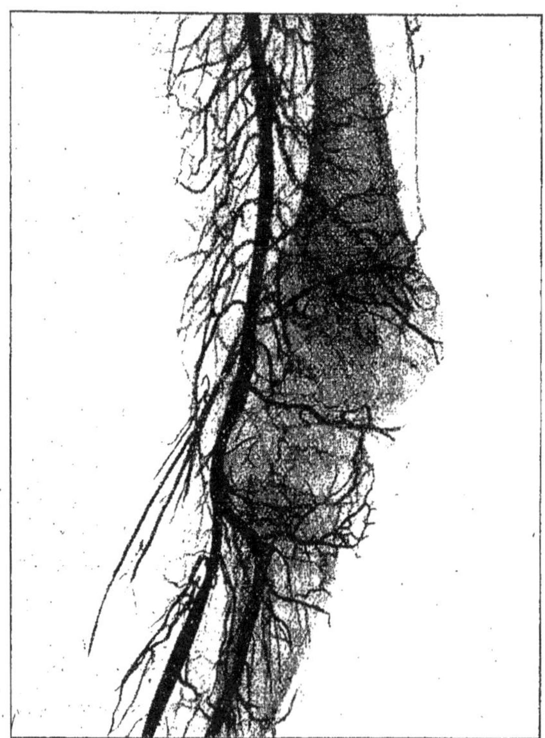

Figure I. — *Radio poplitée injectée, nouveau-né*

reliés l'un à l'autre par des anastomoses à directions sensiblement verticales.

Le cercle artériel de l'épiphyse inférieure du fémur, situé horizontalement à quelques millimètres au-dessus du cartilage conjugal est formé par trois artères principales anastomosées entre elles : les deux ostéo-articulaires supérieures, interne et externe, et la grande anastomotique. Chez les jeunes, les vaisseaux osseux et superficiels atteignent un énorme développement (radio n° 1), tandis que chez le vieillard on note une diminution notable de l'aire vasculaire superficielle et intra-osseuse.

La grande anastomotique, appelée quelquefois articulaire supérieure interne et profonde, née de la fémorale au niveau du point où celle-ci devient poplitée, donne quatre branches : trois artères ostéopériostiques et l'artère musculaire, pénètre dans le vaste interne, gagne le bord du tendon rotulien et, traversant les fibres du muscle, devient superficielle, s'anastomose en arcade avec l'articulaire supérieure externe. Quelquefois, la grande anastomotique donne une branche de bifurcation, à sa naissance, qui peut naître aussi de la poplitée elle-même. Cette artère suit un trajet symétrique sur le bord externe et la face antérieure du condyle externe (voir radio n° 2) où elle se ramifie, en s'anastomosant avec l'ostéo-articulaire externe. On comprend que, lorsqu'elle existe, elle renforce le cercle artériel du genou et augmente les chances du retour de la circulation collatérale, dans les cas d'oblitération de la poplitée.

La grande anastomotique, variable quant à son point de naissance est considérée par les uns (Murray, Scarpa, Cruveilher), comme une branche de la poplitée, par d'autres comme une branche de la fémorale (Testut). Son calibre est variable comme sa distribution. Elle fournit une

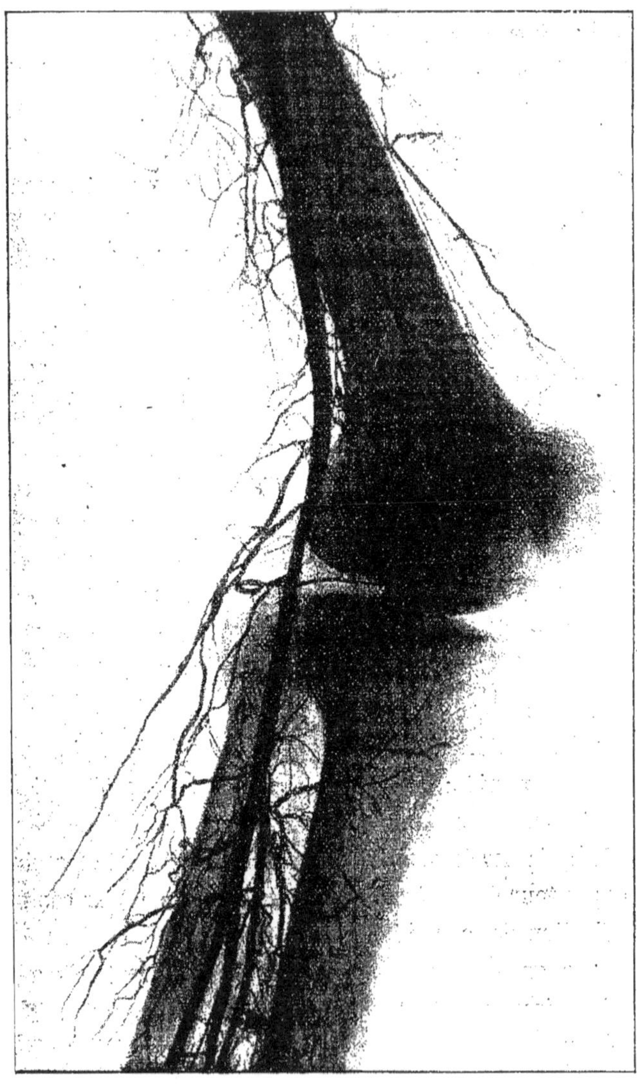

Figure II. — *Radio poplitée injectée. Adulte*

petite branche qui accompagne le filet jambier du nerf saphène interne et qui généralement ne dépasse pas la région du genou. Exceptionnellement, elle peut acquérir un certain volume et descendre jusqu'aux malléoles (artère grande saphène).

L'artère poplitée émet un certain nombre de branches musculaires supérieures, variables de volume et d'importance. L'artère du biceps peut acquérir un certain volume et donner exceptionnellement d'ailleurs une articulaire supérieure.

D'une façon constante, naissent de la poplitée à son origine deux ou trois petits vaisseaux qui, remontant en haut, le long du fémur, vont s'anastomoser sur les branches terminales des artères perforantes. Issues de la fémorale, ces artères récurrentes établissent une voie de circulation entre la poplitée et le réseau artériel de la face postérieure de la cuisse. Quelquefois, elles acquièrent un certain volume. Otto rapporte un cas dans lequel une artère récurrente, grosse comme une radiale, rencontrait à la face postérieure de la cuisse la portion terminale d'une des artères profondes.

Scarpa signale des anastomoses entre la poplitée et les artères postérieures de la cuisse au moyen des artères du périoste du fémur, et, il voit en elles une voie de retour possible pour la circulation du sang empêchée par une ligature de la poplitée : il en montre l'importance possible dans ses réflexions et observations anatomo-cliniques sur l'anévrysme.

Les artères articulaires supérieures, mieux appelées ostéo-articulaires, très développées chez les jeunes sujets, sont au nombre de deux. L'ostéo-articulaire supérieure interne naît au-dessus du condyle interne, un peu au-dessus du cartilage conjugal et s'anastomose sur la face antérieure du fémur sur l'ostéo-articulaire externe. Un rameau rotulien qui vient de l'ostéo-articulaire supérieure et interne se porte sur les bords de la rotule, fournit à la peau, à la synoviale du genou des ramuscules et s'anastomose avec l'articulaire inférieure et interne.

L'ostéo-articulaire supérieure externe, née à la face postérieure du fémur, contourne horizontalement le condyle externe et après avoir fourni des rameaux musculaires ascendants pour le vaste interne se terminent par trois branches : l'une supérieure et transversale qui s'anastomose à plein canal avec la branche correspondante de l'ostéo-articulaire interne; l'autre inférieure qui, descendant verticalement sur la face externe du condyle externe s'anastomose avec l'articulaire inférieure externe; la troisième gagne les côtés de la rotule, fournit un rameau transverse qui s'inoscule sur le bord supérieur de la rotule avec un rameau analogue de l'ostéo-articulaire supérieure et interne, et un rameau descendant qui longeant le bord externe de la rotule s'anastomose avec l'ostéo-articulaire inféro-externe.

L'articulaire moyenne, unique selon les classiques, serait multiple suivant Cruveilhier, Merckel. Née de la poplitée, quelquefois issue d'une articulaire supérieure ou inférieure, sa direction est perpendiculaire au plan du ligament postérieur de l'articulation du genou. Toujours de petit calibre, elle donne le plus souvent plusieurs branches qui, pénétrant d'arrière en avant dans le genou, se distribuent aux ligaments croisés au tissu adipeux et à l'extrémité inférieure du fémur où les dernières branches sont anastomosées avec le réseau des périostiques condyliennes.

Les ostéo-articulaires inférieures externe et interne naissent rarement de la poplitée par un tronc commun. Leur direction est à peu près horizontale. L'ostéo-articulaire inféro-interne contourne la tuberosite interne du tibia, passe sous la patte d'oie, sous le ligament latéral interne du genou, et se réfléchissant de bas en haut sur les côtés de la tubérosité antérieure du tibia et du ligament rotulien, s'anastomose soit avec les articulaires, soit avec la récurrente tibiale antérieure. L'ostéo-articulaire inféro-interne est reliée par diverses branches avec la récurrente tibiale, au niveau de la tubérosité antérieure du tibia, en haut à ce réseau articulaire et rotulien formé par les ostéo-articulaires supérieures et la grande anastomotique, en dehors avec l'ostéo-articulaire externe, en bas aux périostiques diaphysaires.

L'ostéo-articulaire inférieure et externe contourne horizontalement d'arrière en avant le bord convexe du cartilage semi-lunaire, passe sous le tendon du biceps et sous le ligament latéral externe du genou. Elle se termine en se divisant en branche ascendante montant le long du bord externe de la rotule, en branche descendante s'anastomosant avec la récurrente tibiale antérieure et en branche transverse qui passe derrière le ligament rotulien au-dessous de la rotule et s'anastomose en arcade avec un réseau semblable du côté opposé.

Les artères articulaires que nous venons de décrire sont constantes, mais variables de volume. Il semble que souvent l'une d'entre elles acquiert un volume considérable au détriment des autres. Nos dissections nous ont montré, en effet, la fréquente présence d'une ou de deux articulaires de gros calibre, tandis que les autres étaient fort grêles, presque filiformes et, par là, très improprement préparées à la dilatation nécessité par le rétablissement d'une circulation collatérale.

D'ailleurs, ces artères articulaires très peu volumineuses par rapport au gros tronc de la poplitée qui leur donne naissance, ont surtout un territoire de distribution articulaire et osseux. C'est ce qui explique leur calibre réduit qui apparaît nettement quand on le compare à celui des artères jumelles terminales toujours très grosses, chargées d'irriguer des muscles puissants et actifs.

La tibiale antérieure et la péronière, par leurs artères récurrente tibiale et récurrente péronière, contribuent en dernier lieu à renforcer le cercle artériel du genou.

La récurrente tibiale antérieure se porte obliquement en haut et en-dedans, chemine profondément entre le tibia et le jambier antérieur. Dégagée du muscle, la récurrente s'applique contre le périoste, donne des rameaux périostiques et osseux, deux ou trois branches sur la tubérosité antérieure du tibia qui s'anastomosent avec les rameaux de l'ostéo-articulaire inférieure et interne. Par sa branche terminale, la récurrente tibiale s'anastomose avec le réseau des articulaires supérieures.

La récurrente péronière s'applique contre la tête du péroné et s'anastomose avec des branches de l'ostéo-articulaire extérieure et inférieure.

En résumé, nous rencontrons au niveau du genou deux cercles artériels très développés, l'un sus-articulaire fémoral, l'autre articulaire tibial. Ces deux cercles sont reliés

par une multitude d'anastomoses qui permettent surtout
le rétablissement de la circulation dans les régions épiphysaires et articulaires.

L'abondance du réseau artériel du genou donné par
les branches de la poplitée pour la plus grande part, par
la grande anastomotique et les branches récurrentes de
la tibiale antérieure, de la péronière, toutes richement
anastomosées devrait assurer dans tous les cas de ligature de la poplitée le retour intégral de la circulation.
Classiquement on considérait les ligatures basses plus dan-
gereuses que les ligatures hautes; cette distinction dans
la gravité s'appliquait surtout aux cures radicales d'anévrysme poplité. Les plaies de la poplitée, cliniquement,
ne permettent pas d'établir cette différence de gravité et,
à ce point de vue, les plaies haut ou bas situées se sont
montrées avec le même degré de gravité. Il est possible
anatomiquement d'en donner la raison : c'est elle qui justi-
fiera la nécessité de notre exposé anatomique préalable.

Nous avons exposé la grande abondance des vaisseaux
épiphysaires fémoraux et tibiaux, surtout développés chez
les jeunes (voir radio 1). Quand on pousse une injection
par la fémorale au-dessus des articulaires, on injecte tout
le réseau de l'extrémité inférieure du fémur, de la rotule
et de l'extrémité supérieure du tibia, même quand on a
lié la poplitée au-dessus des articulaires inférieures. Il
y a évidemment une multitude d'anastomoses entre les
diverses arcades articulaires du genou. Anatomiquement,
on doit admettre le retour facile du sang par les collatérales, dans les cas de plaies de la poplitée et de ligature
de ce tronc principal. En réalité, ce retour n'est pas aussi
simple. Les branches de la poplitée sont grêles : la somme

de leur calibre respectif ne représente certainement pas le calibre de la volumineuse artère poplitée. Les collatérales, pour pouvoir assurer convenablement leur service de rétablissement de la circulation, devraient pouvoir se dilater facilement. La pauvreté et l'exiguité des branches de la poplitée s'explique par ce fait qu'entre les volumineux muscles de la cuisse nourris par la fémorale et les muscles de la jambe alimentés par les tibiales, il n'y a que des tendons, des ligaments et une capsule fibreuse, tous organes peu vascularisés.

Seules les extrémités osseuses (fémur, tibia) et leur périoste sont richement vascularisées. C'est là, d'ailleurs, une loi générale d'anatomie humaine que les tissus et les organes sont vascularisés en raison de l'intensité de leur fonctionnement actif et du rôle physiologique qu'ils sont appelés à jouer.

Bien plus, la plupart des branches de terminaisons de la poplitée s'anastomosent contre le plan osseux, entre celui-ci et les ligaments de l'articulation. Cette situation profonde permettra difficilement leur expansion dans les cas d'oblitération du tronc principal, d'autant plus que l'hématome, dont nous aurons à montrer le rôle favorisant dans la production de la gangrène de la jambe après ligature de la poplitée, comprimera les collatérales et les supprimera ainsi fonctionnellement. Il ressort donc que les collatérales et leurs anastomoses qui existent anatomiquement ne pourront être considérées, dans tous les cas, comme utiles au point de vue fonctionnel.

Nous insisterons enfin sur la constitution anatomique du « contenant » du creux poplité, et en particulier de l'aponévrose poplitée et de ses dépendances.

L'aponévrose poplitée se continue en haut avec l'aponévrose de la cuisse, en bas avec l'aponévrose superficielle de la jambe et en avant avec l'aponévrose antérieure du genou. A la partie postérieure du creux poplité,
elle a une remarquable épaisseur et une résistance telle
qu'elle empêche pendant longtemps les collections sanguines, purulentes ou les productions kystiques de se mani-
fester à l'extérieur. Cette aponévrose reste indivise dans
toute l'étendue du creux poplité, mais en atteignant les
muscles qui forment les parois de cette excavation, elle
émet par sa face profonde des cloisons verticales qui tapis-
sent la face interne de ces muscles et viennent se fixer
profondément sur la branche de bifurcation externe et
interne de la ligne âpre du fémur. Ces cloisons verticales,
quelquefois réduites à la minceur de simples nappes cellu-
leuses, forment néanmoins des brides qui empêchent l'expansion des collections hématiques ou suppurées.

L'aponévrose poplitée se laisse difficilement séparer des
tendons sous-jacents, car il y a là une adhérence plus ou
moins intime, résultant de ce fait que de nombreux fais-
ceaux fibreux passent du tendon dans l'aponévrose en la
renforçant. Cette disposition anatomique explique l'inextensibilité du « cadre poplité » sur laquelle nous aurons
à revenir.

Les conditions anatomiques que nous venons d'étudier
semblent être défavorables au retour du sang. Pourtant,
dans un certain nombre de cas heureux, la ligature de la
poplité n'entraîne pas la nécrobiose du segment de membre sous-jacent. Pourquoi ?

Classiquement, il est admis que la simple oblitération,
complète en un point limité d'une artère saine et dont

les collatérales sont aussi saines ne doit laisser que des troubles insignifiants, et n'entraîne pas la gangrène ischémique. En effet, après la ligature de l'artère la pression augmente en amont et les collatérales se dilatent de façon à rétablir le cours du sang. Déjà Scarpa avait montré que les collatérales augmentaient de volume, et aussi de longueur en présentant des sinuosités plus ou moins marquées. La pièce disséquée par Ribes, que nous avons reproduite (voir fig. 3), montre nettement l'établissement d'une

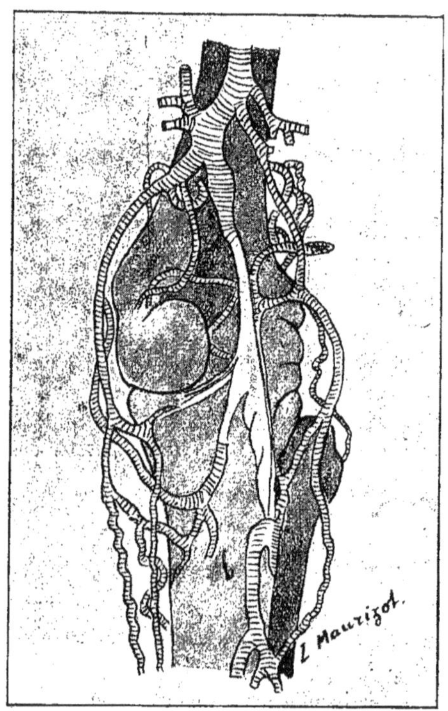

Figure III

circulation collatérale intensive et en particulier fait ressortir l'aspect sinueux de certaines branches dilatées. « Les changements de calibre des vaisseaux anastomotiques s'arrêteront quand leur diamètre seront devenus suffisants pour laisser passer le courant sanguin sans créer, au-devant de lui plus d'obstacles qu'il n'en existait avant la ligature ». (Marey). La réalisation idéale de la circulation collatérale, compatible avec un fonctionnement intégral du membre, exigerait que la somme des calibres des collatérales dilatées fût égale au calibre du gros tronc poplité. Pratiquement il en est rarement ainsi, comme nous le verrons plus loin.

Marey et Broca, expérimentant sur des animaux, ont observé que quelques minutes après la ligature d'un gros tronc (carotide, poplité) on obtient en aval un tracé presque normal et un jet de sang produit par les vaisseaux sous-jacents.

Quel plan général préside au rétablissement de la circulation ? Marey a établi que « lorsque le cours du sang se rétablit par les collatérales après la ligature d'une artère, c'est par le plus court chemin possible que se rétablit le courant. Les anastomoses ramènent le sang par un mouvement rétrograde dans le bout inférieur de l'artère ». Le sang contourne l'obstacle par les premières voies qui lui sont offertes (bien minimes dans le cas de la poplitée) et au bout d'un certain temps « la circulation se rétablit dans l'artère et celle-ci reçoit par ses anastomoses avec les vaisseaux voisins, assez de sang pour fournir à la circulation des organes auxquels elle se distribue. »

Les dissections de pièces expérimentales et humaines faites par plusieurs auteurs, Porta en particulier, montrent que le sang tend à rentrer dans l'artère principale par le plus court chemin. Chez l'homme, la circulation paraît se rétablir plus mal que chez les animaux expérimentés, probablement parce que les sujets traités présentent des altérations pathologiques plus ou moins marquées du système artériel et il y a lieu de remarquer que la circulation collatérale s'établit moins bien, moins sûrement chez les vieux que chez les jeunes.

La circulation artérielle étant supposée établie par l'absence de gangrène ischémique après ligature de la poplitée, il est habituel de ne point sentir de battements en aval de la ligature. Cette absence de battements n'indique pas que le sang ne passe pas.

En effet, selon l'étendue et la complexité du réseau anastomotique traversé (celle-ci dépendra de la plus ou moins grande richesse vasculaire du cercle artériel du genou), le tracé de l'artère donnera une ascension légèrement ou fortement inclinée et à la palpation on sentira nettement ou pas du tout les battements. Marey a bien montré que la perception tactile du pouls est dû essentiellement à la rapidité de l'ascension de la courbe du tracé. Des artères donnant des tracés d'amplitude égale fournissent au doigt une sensation forte, faible ou nulle, ainsi que le fait remarquer Marey à propos de la circulation au-dessous des ligatures artérielles. En somme, l'absence de pouls à la tibiale ou à la pédieuse n'implique pas l'obstruction totale de la poplitée. Nous aurons à reparler de ce point intéressant pour le diagnostic des lésions de la poplitée.

Nous avons exposé la marche générale de la circulation de retour. Physiologiquement et anatomiquement, elle est possible, plus difficile pour la poplitée que pour une grosse artère du membre supérieur, l'axillaire par exemple.

Nous allons montrer maintenant quelles sont les lésions anatomo-pathologiques qui accompagnent les blessures de la poplitée et qui peuvent entraver, dans certains cas, à préciser, le retour de la circulation.

CHAPITRE II

ANATOMIE ET PHYSIOLOGIE PATHOLOGIQUES

Une plaie ou une section totale de la poplitée entraînent souvent la nécrobiose ischémique du membre.

Il est nécessaire de connaître la possibilité, la fréquence de cette gangrène, d'en déterminer les caractères et l'évolution, d'en expliquer la plus ou moins grande constance, d'en rechercher les causes anatomiques. C'est la gangrène en effet qui doit conduire et fixer la thérapeutique chirurgicale.

Toute perte de substance de l'artère poplitée, qu'il s'agisse d'une plaie latérale plus ou moins étendue ou d'une section complète est le point de départ d'une coagulation sanguine. Légère parfois, dans les cas de plaies punctiformes latérales, elle est le plus souvent importante et suffit à obstruer complètement la lumière du vaisseau et à gêner la circulation normale dans l'axe artériel. Au cours des interventions pratiquées pour des lésions de l'artère poplitée, nous avons été toujours frappés par la difficulté de la dissection. La séparation avec la sonde cannelée des éléments du paquet vasculo-nerveux est presque toujours difficile. Le tissu cellulaire est gorgé de sérosité, infiltré de suffusions sanguines qui dissocient les

muscles, les aponévroses et confondent dans une teinte
uniforme les divers plans anatomiques : la recherche de
l'artère poplitée et de sa lésion exacte est pénible, souvent longue.

Quand on a aveuglé la plaie artérielle par quelques
coups rapides de tampon de gaze et quand on a assuré
l'hémostase provisoire, on peut voir fréquemment la
tunique externe noirâtre, infiltrée de sang : l'artère, sous
le doigt qui l'explore, résiste. A travers la plaie artérielle,
généralement déchiquetée, irrégulière dans ses contours,
on voit un caillot brunâtre, plus ou moins adhérent qui
s'effile vers l'extrémité centrale et se prolonge vers la
périphérie du membre dans l'axe de l'artère poplitée. Les
lésions de l'endartère expliquent l'existence du caillot.
L'endartère peut présenter quelques « éraflures comparables à celles qu'on aurait produit en passant légèrement
la pointe d'une épingle sur la membrane interne (Delorme) ». Plus souvent, on la trouve dilacérée, réduite à l'état
de lambeaux flottants qui deviennent le point de départ
de caillots.

Quand la plaie est très importante, et c'est le cas qui se
produit lorsque l'artère a été lésée par un éclat d'obus à
contours irréguliers, les tuniques déchirées obéissent à leur
élasticité et se recroquevillent à l'intérieur de l'artère. Au
niveau de la plaie, si celle-ci n'intéresse pas toute la circonférence de l'artère, l'adventice se resserre. La paroi
interne privée par place de son endothélium lisse devient
rugueux. La lumière artérielle se comble par les débris
flottants des tuniques moyennes; l'infiltration sanguine
fuse à distacne entre les tuniques ; la contraction vasculaire réflexe s'exerçant au-dessus et au-dessous du point

blessé diminue le calibre de l'artère encore rétréci par la thrombose locale.

Au-dessus du point blessé, à cause du resserrement du vaisseau, la circulation devient plus rapide, le courant sanguin augmenté de force pourra facilement décoller de l'endothélium quelques fragments de caillot et les disséminer jusque dans les artères collatérales. Ces embolies jouent dans l'établissement normal de la circulation collatérale un rôle important sur lequel nous aurons à revenir.

La thrombose, qui est la règle le plus souvent, peut manquer ou du moins être réduite à de simples coagulations fibrineuses menues et fragmentées. Si les lésions se bornent à quelques éraillures de l'endothélieum la réparation peut-être rapide et définitive par simple polifération endothéliale, à condition que la lésion évolue à l'abri de l'infection, condition idéale, rarement réalisée. Plus souvent, l'escarre vasculaire ramollie par la suppuration se détache et détermine une hémorragie secondaire. Cette simple considération entraîne la nécessité absolue d'intervenir dans tous les cas et d'explorer systématiquement les plaies de la région poplitée, pour dépister les lésions les plus minimes de l'artère souvent méconnues.

Les plaies de la poplitée qui intéressent toute l'épaisseur de l'artère déterminent l'écartement des deux bouts. Le sang s'épanche abondamment et forme un hématome diffus ou bien l'écoulement sanguin est insignifiant. Ce dernier cas n'est pas rare et nous avons observé quelquefois des sections complètes de la poplitée à peu près exsangues. Les blessés eux-mêmes racontaient qu'ils avaient perdu peu de sang par leur plaie poplitée. Dans ce cas,

les deux extrémités de l'artère sont obstruées, coiffées par
des caillots adhérents aux tuniques artérielles recroque-
villées. Les extrémités artérielles apparaissent renflées et
turgides, saillantes au fond du creux poplité. Quand l'hémorragie est notable, le sang peut quelquefois difficilement s'épancher librement au dehors. L'orifice cutané
de la plaie du creux poplité est souvent minime, découpé
à l'emporte-pièce par les projectiles doués d'une extrême
force vive de pénétration. Souvent aussi, la plaie cutanée
est obstruée par des débris musculaires ou des lambeaux
aponévrotiques. Le sang s'infiltre alors dans le tissu cellulaire, remplit plus ou moins ses mailles serrées, disso-
cie, par un véritable travail de dissection la veine poplitée
et les nerfs sciatiques poplités. Dans d'autres cas, le sang
peut tasser, refouler le tissus cellulaire et, s'en coiffant,
peut s'en faire une véritable paroi. La poche ainsi cons-
tituée est tendue et le sang y garde une pression égale à
celle qu'il a dans l'artère. La paroi épaisse, feutrée de
caillots noirâtres, adhérents aux organes voisins, gêne
la découverte de l'artère poplitée. On a affaire à un véri-
ble hématome anévrysmal diffus. Cette forme anatomique signalée par la plupart des auteurs ne nous a pas
paru être la règle. Le plus souvent, il s'agit, comme l'indique notre description précédente, d'une infiltration hématique diffuse du creux poplité.

La section de l'artère poplitée n'est jamais nette, même
quand il s'agit de projectiles arrondis et animés d'une
grande vitesse. Les tuniques interne et moyenne broyées
sont enrobées par la tunique externe qui les enveloppe
d'un manchon irrégulier, aux bords frangés.

Plus fréquemment, les tuniques internes sont récroque-

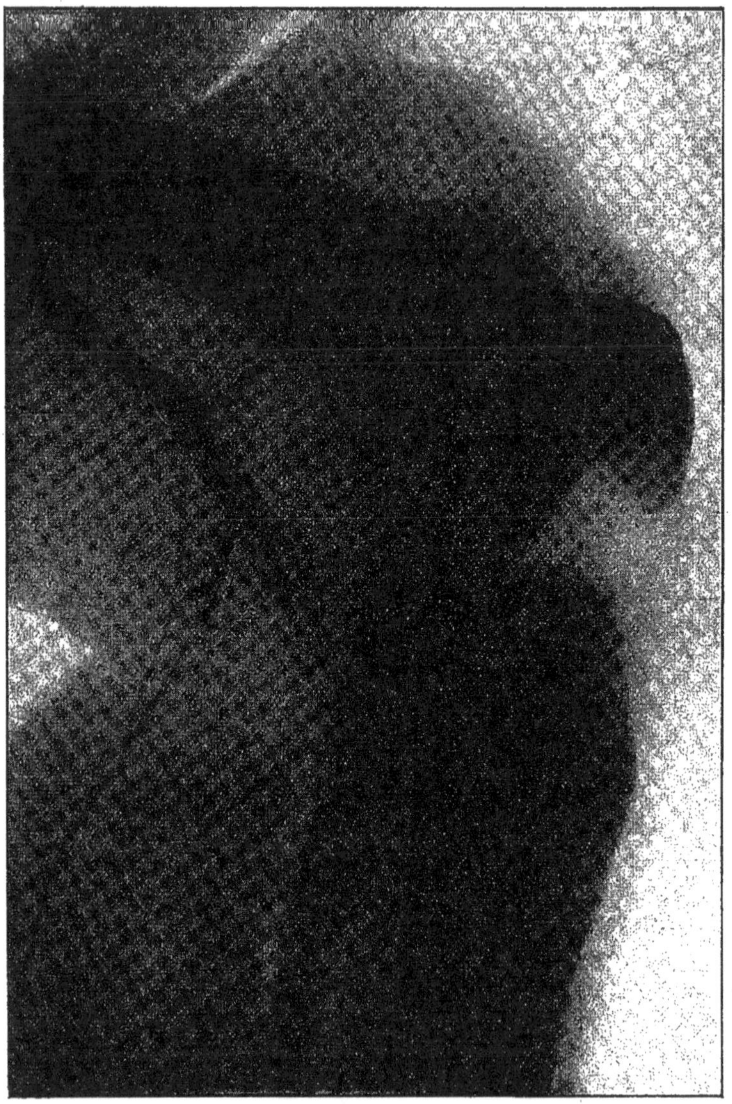

Figure IV. — *Radio poplitée injectée. Membre amputé*
(Observation personnelle IX)

villées et leur état anatomique explique l'hémostase spontanée fréquemment observée, que peut assurer aussi le
projectile lui-même plaqué contre l'artère écrasée sur la
face postérieure du genou.

Un fait demeure fréquent et net, c'est la « *thrombose
artérielle* » qui apporte une gêne sérieuse ou définitive
à la circulation.

Une deuxième cause intervient pour compromettre la
circulation de retour. C'est l'*embolie*. Elle résulte de la
fragmentation du caillot au niveau du bout central de
l'artère poplitée : dans ce segment artériel, plus ou moins
resserré par la vaso-constriction traumatique, le courant
circulatoire, accru dans sa vitesse, entraîne facilement
des débris cruoriques fragmentés. Ceux-ci s'arrêteront au
niveau des collatérales, dès qu'ils rencontreront un point
où la lumière du vaisseau collatéral aura un calibre inférieur au leur. Ce fait anatomo-pathologique se vérifie
nettement sur la figure n° IV, relative au membre
amputé après gangrène ischémique d'un de nos opérés
(observation IX, personnelle). On y voit que les collatérales injectées sont segmentées : leur calibre est restreint,
diminué qu'il est par l'hématome compressif ; les artères
jumelles surtout paraissent écrasées. Leur trajet est brusquement interrompu. Il apparaît donc qu'au niveau de
l'interruption un petit caillot ou un coagulum fibrineux a
été arrêté dans sa marche périphérique. Si nous insistons
sur le rôle de l'embolie, c'est qu'on peut voir souvent,
quand on fait les dissections des membres amputés pour
des accidents de gangrène ischémique ou gazeuse, de véritables injections des artères collatérales par des caillots
fibrineux organisés et véritablement moulés sur elles. Ces

caillots ont pris naissance au niveau de la plaie et se sont disséminés en se fragmentant. D'autrefois, la plaie artérielle elle-même, toujours plus ou moins infectée ou du moins en rapport avec des parties contuses infectées, est le siège d'une thrombose qui, gagnant de proche en proche, en aval et en amont de la plaie artérielle crée un appel pour des coagulations fibrineuses. C'est ce qu'il nous a été donné de voir pour une plaie de la poplitée ayant nécessité l'amputation de cuisse pour une gangrène ischémique. A partir du niveau de la plaie, tout l'arbre artériel sus et sous-jacent, la poplitée jusqu'à deux centimètres au-dessus de la fémorale profonde, le tronc-tibio-péronier, la tibiale postérieure, la péronière étaient comme injectés par un coagulum fibrineux, d'une seule pièce, tant et si bien qu'on aurait cru à une injection de l'arbre artériel par le minium térébenthiné.

Dans ce cas, d'ailleurs, la gangrène était limitée extérieurement à la partie supérieure du mollet. Cette thrombose à distance, amorcée par la plaie artérielle peut gagner toutes les collatérales, en amont et en aval de la plaie artérielle et c'est pour cette raison, qu'il ne faut pas, pour décider le niveau de l'amputation, se laisser guider par l'aspect extérieur de la peau qui est un miroir infidèle de la gangrène. La thrombose et l'embolie sont des conditions anatomo-pathologiques qui fréquemment entrâvent l'établissement de la circulation collatérale en empêchant le cours normal du sang, après une plaie de la poplitée. Ce n'est pas tout.

Il faut tenir compte de l'*inextensibilité du creux poplité*, du rôle joué *par l'hématome* et par les *lésions associées de la veine poplitée et les lésions concomitantes du mollet*.

L'espace poplité est étroit, inextensible. Limité en arrière par l'aponévrose fémoro-tibiale tendue et rigide, en avant par le ligament postérieur, puissant de l'articulation du genou, en haut par l'orifice inférieur du canal de Hunter qui livre exactement passage au paquet vasculo-nerveux, en bas par l'anneau du soléaire tendu comme une bride semi-circulaire, il se prête difficilement à l'extension, lorsqu'il est soumis à l'injection massive déterminée par un hématome poplité. Les orifices cutanés des plaies livrent passage à une faible quantité de sang, car ils sont obturés soit par des caillots adhérents, soit par des débris musculo-aponévrotiques gorgés d'œdème. Cette injection massive par l'hématome d'emblée, ou progressive par l'infiltration hématique diffuse bloque le creux poplité et agit par sa pression excentrique sur les muscles, les nerfs, les veines et les artères collatérales qui, réduites par la compression sont mal préparées au travail de dilatation nécessaire à la mise en action de la circulation de retour.

L'*hématome* agit d'autant mieux et d'autant plus qu'il se développe dans un espace plus étroit. Son rôle est évident, d'après ce que nous venons de dire. L'hématome est produit, pour la plus grande part, par la plaie de la poplitée. Mais les projectiles, avant de l'atteindre, blessent, au passage, les muscles, qui sont attritionnés, contus, les veines et les artères musculaires, les collatérales elles-mêmes. Souvent même l'hématome musculaire entre en jeu seul, la plaie de la poplitée quelquefois minime, donne peu de sang et d'ailleurs l'hématome fait l'hémostase par la compression qu'il exerce. Les muscles sont très souvent gravement lésés, leurs artères sectionnées.

Quand on fait un épluchage chirurgical soigneux, on voit que les muscles contus ne saignent pas, ils ont une couleur feuille morte caractéristique : leurs fibres sont dissociées par l'hématome interstitiel qui les infiltre et les dissèque et leur coupe présente un piqueté noirâtre significatif.

La tension de l'hématome arrive à être considérable. L'hématome a donc une influence importante sur la production de la gangrène ischémique du membre, ou mieux de la nécrobiose (ce dernier terme doit être préféré à celui de gangrène qui évoque toujours dans les traumatismes de guerre l'idée de gangrène gazeuse). (Fig. V).

Il convient aussi d'attirer l'attention sur les relations qui existent entre ces hématomes compressifs et localisés du creux poplité et l'apparition dans le segment de membre sous-jacent de phénomènes de gangrène gazeuse.

Si l'hématome a un rôle bienfaisant évident d'hémostase provisoire, il expose le blessé, sauvé de l'anémie aiguë post-hémorragique, à la gangrène gazeuse. Cette gangrène gazeuse secondaire, sur laquelle Heitz-Boyer a insisté (réunion médicale de la 4ᵉ armée, juillet 1916), paraît se développer sur des tissus d'abord contus, mal nourris du fait de la rupture d'un gros vaisseau, comme la poplitée, et de l'obstacle opposé au rétablissement de la circulation collatérale par la compression excentrique de l'hématome sous-tension dans un cadre étroit et inextensible. Le développement de cette gangrène gazeuse s'explique bien par les conditions anatomiques que nous rapportons. Les blessés que nous avons eu l'occasion de soigner présentaient dans leurs vêtements, sur leurs téguments, une flore riche et variée. Ce microbisme latent trouvera facilement dans

les tissus ischémiés, sans défense, une raison de se développer et de devenir très virulent. Sacquepée précise que
l'hématome agit non seulement comme « garrot-interne »,
mais constitue un excellent milieu de culture, les couches

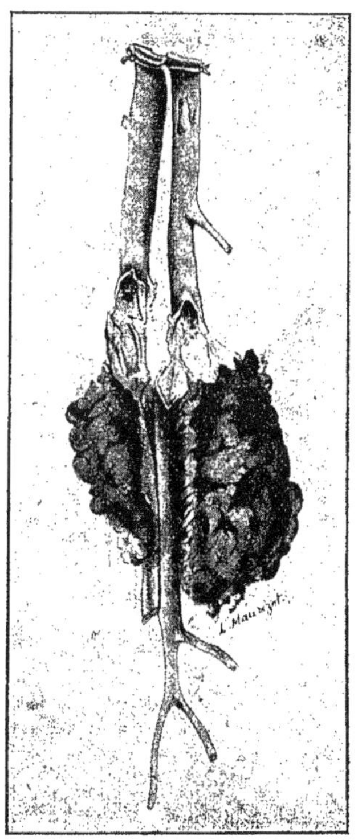

Figure V. — *Hématome compressif (Observation 51)*

profondes du caillot se trouvant à l'abri des défenses
naturelles de l'organisme. L'hématome est aussi un appel
pour l'infection purulente à staphylocoque et à strepto-
coque. Des fusées purulentes naissent au niveau de la
plaie infectée, filent vers les jumeaux ou dans les mus-

cles de la cuisse, augmentant ainsi la compression des artères collatérales (observation personnelle VIII). La gêne circulatoire, comme l'hématome, présente aux agents de faible virulence un terrain propice à leur exaltation.

Heitz-Boyer insiste particulièrement sur la nécessité absolue qu'il y a à dépister minutieusement les hématomes artériels. Souvent ignorés ou méconnus, ils déterminent des complications graves qui conduisent à l'amputation pour gangrène gazeuse. A l'appui de ces considérations, Heitz-Boyer rapporte le cas d'un blessé amputé de cuisse pour gangrène gazeuse : il s'agissait d'une fracture du fémur avec un hématome resté méconnu de l'artère poplitée, consécutif à une. blessure latérale ignorée de l'artère. Seul un traitement d'urgence, débridement, ouverture de l'hématome, ligature de la poplitée qui saigne, met le blessé à l'abri de toutes les complications ultérieures : les hémorragies secondaires, les faux anévrysmes et surtout l'infection purulente et gazeuse.

Les *lésions concomitantes du mollet* aggravent les plaies de la poplitée, par l'hématome qu'elle crée et par la gêne qu'elles apportent à la circulation de retour. Les plaies du mollet sont presque toujours très hémorragiques, sans parler des hémorragies consécutives aux blessures du tronc tibio-péronier, de la tibiale postérieure ou de la péronière, il suffit de citer les hémorragies des artères jumelles, des artères musculaires du mollet avec contusion des muscles pour montrer la fréquence et la gravité de l'hématome qui, au mollet, donne le syndrôme classique du « mollet de bois ». Cet hématome, gênant la circulation collatérale dans son développement, créera un terrain favorable à l'éclosion de la gangrène gazeuse (observation VIII, personnelle).

L'état des grosses veines satellites, en particulier celui de la veine poplitée a été retenu par beaucoup d'auteurs dans la pathogénie de la gangrène consécutive à une plaie de l'artère poplitée.

Rarement, la veine poplitée présente le maximum des lésions. La veine se rompt toujours moins facilement que l'artère. La tunique moyenne résiste davantage parce que la couche musculaire y est moins continue, moins dense, à l'inverse du tissu conjonctif plus abondant.

Le cas le plus fréquemment observé est la lésion artérielle associée à une plaie latérale de la veine ou à une thrombose veineuse plus ou moins étendue provoquée par des lésions minimes de l'endothélium veineux. Ces lésions veineuses ,si minimes soient-elles, sont fréquentes et on peut de demander la part qui revient à cette obstruction dans le développement de la nécrobiose ischémique du membre.

Nicaise, dans sa thèse d'agrégation, a montré que les thromboses veineuses, même étendues, n'amènent jamais la nécrobiose des membres.

Picquet reconnaît ce fait, mais il lui « paraît incontestable que l'oblitération veineuse aggrave encore la gêne circulatoire quand elle vient compliquer l'obstruction de l'artère », et il admet que « tout traitement chirurgical qui a pour but de rétablir le cours du sang en agissant seulement sur l'obstacle artériel risque fort de se montrer insuffisant, puisqu'il laisse subsister la thrombose veineuse ».

Nieille, dans une étude sur l'importance des veines dans

la circulation artérielle collatérale a montré au contraire, en 1910, que la ligature simultanée d'un gros tronc arté- riel et de sa veine correspondante n'est non seulement pas préjudiciable à la circulation collatérale, mais la favorise. Quand une pression assez élevée existe dans le système artériel la ligature du tronc veineux correspon- dant élève la pression dans le système veineux en amont de la ligature, mais n'influence en rien celle qui règne dans le système artériel. Au contraire, quand la pression du système artériel est assez abaissée, la ligature du tronc veineux fait monter la pression, non seulement dans le système veineux sus-jacent, mais dans le segment arté- riel correspondant.

Au cours d'expérience sur l'animal, un médecin belge, Van Kend, a eu l'occasion de mesurer la pression san- guine dans un membre dont l'artère principale avait été ligaturée. Il mesura la pression successivement après la ligature de l'artère seule et après la ligature de l'artère et de la veine. Les tracés pléthysmographiques montrèrent une légère ascension de la pression dans le membre dès qu'on jette une ligature sur la veine principale du membre dont l'artère a été liée. Il apparaît que la voie veineuse laissée ouverte, alors que la voie artérielle est obturée, fait diminuer la pression sanguine du membre. Cette pres- sion résiduaire du membre est maintenue plus ou moins élevée grâce à la circulation collatérale. Pour permettre un contact plus prolongé du sang avec les tissus, Van Kend conseille de lier la veine satellite de l'artère qu'on ligature. On assure ainsi, avec le minimum de sang dont on dispose, une nutrition plus satisfaisante des tissus. Nielle a montré que la hauteur de la pression dans le système artériel, au dessous de la ligature d'une grosse artère, dépend de la largeur des voies collatérales. Cette hauteur dépendrait aussi de l'étendue du réseau veineux correspondant.

Des diverses statistiques étrangères de Wolff, Kikuzi, J. Makins, il résulterait l'impression que la ligature simultanée des deux vaisseaux est moins dangereuse que la ligature isolée de l'artère.

Oppel a montré que dans les cas de gangrène naissante du pied, causée par une artérite oblitérante, la ligature de la veine poplitée en relevant dans le membre la pression améliore la vitalité du pied voué au sphacèle. Makins, usant de la statistique, établit que dans les cas de ligature isolée de l'artère poplitée on note 72 % de gangrène et dans les cas de ligature simultanée de l'artère et de la veine on observe seulement 27 % de gangrène. Il conclut en préconisant systématiquement la ligature simultanée de l'artère et de la. veine poplitées. Anatomiquement et physiologiquement, on peut admettre que lorsqu'une grosse veine, telle que la poplitée, est blessée en même temps que l'artère, le bout central de la veine où règne une pression négative offre une voie de dérivation pour l'excès de l'épanchement artériel. L'hématome, ainsi drainé, reste moyen et n'atteint pas les dimensions considérables de l'hématome artériel pur qui comprime à bloc. La circulation collatérale peut s'établir et la gangrène s'éviter. L'occlusion simultanée des deux vaisseaux aurait pour résultat un meilleur équilibre entre la circulation sanguine qui serait drainée trop rapidement par un système veineux intact.

Nicille et Makins, partant de ce principe physiologique.

conseillent la technique suivante : au cours d'une intervention pour une plaie artérielle poplitée, on comprimera la veine poplitée. Si on constate alors l'hyperémie du membre inférieur, pâle et froid auparavant, il y aura une indication à lier la veine poplitée.

Sans nier la valeur physiologique de la ligature de la veine comme moyen d'élever la pression artérielle, nous n'avons jamais systématiquement lié la veine poplitée. Les indications posées par Nieille et Makins sont surtout vérifiables pour les cures d'anévrysmes artério-veineux : elles impliquent des conditions idéales d'asepsie du milieu rarement réalisées par les plaies de l'artère poplitée et de ce fait, perdent de leur valeur.

CHAPITRE III

SYMPTOMES ET ASPECTS CLINIQUES

Les blessures de l'artère poplitée se présentent sous des aspects cliniques différents. Nous les envisagerons dans leurs manifestations immédiates et tardives, celles du moins que nous avons eu l'occasion d'observer dans les ambulances de l'avant, où un séjour plus ou moins long des blessés permettait de les suivre au point de vue clinique. A l'intérieur, le chirurgien voyait surtout des anévrysmes de la poplitée, lésions organisées, cicatricielles et les indications thérapeutiques se posaient dans d'autres conditions que pour les plaies de la poplitée qui commandaient toujours une intervention plus ou moins immédiate.

1er Cas : *Plaie large du creux poplité. — Hémorragie externe.*

Un gros éclat ou un projectile quelconque tiré à faible distance produit une vaste exérèse des parties molles du creux poplité. Il se produit instantanément une abondante hémorragie externe de sang rouge vermeil, rutilant, en jet animé de saccades. Souvent, le blessé tombe à son poste de combat, inanimé et rapidement emporté par l'hémorragie aiguë. Au poste de secours, nous avons reçu et pansé quelques blessés qui ne tardaient pas à succomber à l'anémie suraiguë, malgré le garrot rapidement appliqué par le brancardier. Ces cas de grands hémorragiques venant expirer au poste de secours sans intervention chirurgicale possible étaient assez fréquents et c'est là une des raisons pour lesquelles les anciens chirurgiens considéraient en général les plaies vasculaires de guerre comme peu fréquentes.

Gosselin, dans ses cliniques chirurgicales de l'hôpital de la Charité a été frappé de leur rareté et déclare qu'il a eu rarement l'occasion d'observer une hémorragie par lésion d'une artère importante et il insiste au contraire sur celles qui se produisent tardivement.

L'apparition d'une hémorragie immédiate est favorisée d'ailleurs par les projectiles actuels qui déterminent de véritables effets explosifs.

Si beaucoup de blessés succombent vite par anémie suraiguë, d'autres survivent jusqu'au moment de leur transport à l'ambulance de première ligne. L'hémorragie s'arrête sous l'influence de la rétraction vasculaire, de l'abaissement rapide de la tension. Ce mécanisme de l'hémostase spontanée n'avait d'ailleurs pas échappé aux anciens auteurs et J.-L. Petit rapporte que « tous ceux qui sont blessés ne sont pas assez heureux pour être secourus à propos. Il en périt beaucoup de la perte de sang ; quelques-uns cependant tombent en faiblesse, il se forme à l'embouchure du vaisseau un caillot assez fort et qui arrêterait solidement l'hémorragie, si le malade était dans un lieu de repos; mais les mouvements qu'on lui donne pour le transporter la renouvellent et le malade périt. »

Amené à l'ambulance, généralement porteur d'un garrot, le blessé présente les signes classiques de l'anémie aiguë traumatique depuis longtemps décrits par Sanson, dans sa thèse de concours sur les hémorragies traumatiques (1836).

Cliniquement, l'aspect de la plaie poplitée, l'état d'anémie du blessé, ne laissent place à aucun doute. Il s'agit d'une blessure des vaisseaux (artère ou veine) poplités. Au point de vue thérapeutique, il découlera de cet aspect des indications que nous préciserons plus loin.

2ᵉ CAS : *Plaie petite ou séton avec hématome diffus du creux poplité.*

Dans ce cas, les signes généraux de l'anémie aiguë sont au second plan. Les signes locaux prennent une importance primordiale et c'est l'examen attentif du creux poplité et du membre inférieur qui permettra de fixer le diagnostic d'une plaie de l'artère.

La perte de substance des parties molles a été minime (petit éclat de grenade, balle ou séton punctiforme). Le sang, dont l'écoulement vers l'extérieur a été gêné, s'accumule dans le creux poplité qui le bride et constitue un *hématome*. Nous voulons ici insister encore sur la rareté de l'hématome anévrysmal diffus du creux poplité. A l'ambulance de première ligne, rarement nous avons eu l'occasion d'observer, au creux poplité, l'hématome anévrysmal diffus vrai, c'est-à-dire une tuméfaction dure ou rénitente, présentant des battements synchrônes aux pulsations du cœur, des mouvements d'expansion, un souffle rude, intermittent à l'auscultation et systolique. Ce pseudo-anévrysme est rare et sa rareté est peut-être le fait de la précocité de l'examen généralement pratiqué à l'ambulance 12 à 15 heures après la blessure.

Le plus souvent, dans les cas que nous avons observés, il s'agissait d'un hématome tendant le creux poplité, mais non animé de battement, sans signes stéthoscopiques. Le seul signe caractéristique c'est le degré de tension excessive des tissus : le creux poplité distendu, luisant, lourd, paraît véritablement injecté. De plus, comme il s'agit d'un hématome profond, la tuméfaction ne reste pas localisée au creux poplité et le mollet est plus ou moins tuméfié, d'autant plus qu'il présente souvent des lésions associées dont nous avons parlé plus haut. A l'intervention, l'exploration chirurgicale du creux poplité confirme bien cet aspect anatomo-clinique : on trouve des caillots noirâtres plus ou moins adhérents, éparpillés, refoulés un peu partout, infiltrant les muscles et les loges aponévrotiques du creux poplité. Il y a un hématome artériel sans poche anévrysmale. Il est certain que cet hématome abandonné à lui-même peut devenir anévrysmal et franchement pulsatile. Beaucoup de blessés évacués, sans intervention, ont pu présenter cette évolution.

Un blessé a été frappé au creux poplité : l'orifice d'entrée du projectile est petit, l'hémorragie externe a été minime, les signes généraux sont atténués. Le blessé étant déshabillé et paré, on examine la plaie cutanée : quand elle est petite, punctiforme et si elle donne issue à un écoulement séreux rosé, presque continu, avec un caillot noir apparaissant au fond, on peut dire qu'il y a probabilité d'une lésion vasculaire importante du creux poplité (Tuffier).

Le blessé accuse généralement une douleur très vive, qui partant du creux poplité, s'irradie à tout le membre inférieur, soit sous formes de douleurs lancinantes, pul-

satives, soit sous forme d'engourdissements, de fourmillements, survenant d'ailleurs par crises intermittentes et
paroxystiques. Ces douleurs sont assez caractéristiques
pour qu'elles aient une véritable valeur diagnostique :
elles ne s'observent pas dans les fractures du membre inférieur où la douleur est localisée et elles peuvent manquer
dans ces vastes délabrements du membre inférieur qui
déterminent une impotence fonctionnelle et une douleur
relativement peu marquées. S'il s'agit d'une blessure du
creux poplité, la jambe est immobile, fléchie sur la cuisse,
en abduction et rotation externe. Le blessé, au cours de
l'examen, accompagne, avec les mains qui embrassent le
genou malade, les mouvements provoqués et s'efforce de
maintenir le membre immobile. Si on veut étendre la
jambe pour examiner la plaie ou explorer le membre au
point de vue osseux, on provoque une contracture réflexe
qui limite le mouvement et le blessé accuse de très vives
douleurs. Cette impotence fonctionnelle considérable,
signalée par Sencert, nous a toujours frappé, ne parais-
sant pas en rapport avec l'étendue des dégâts musculaires ou osseux. Elle doit porter à penser à l'existence
d'une lésion vasculaire importante ou d'une lésion nerveuse. L'hématome constaté, on peut dire que la poplitée
est lésée.

Le refroidissement du membre, son insensibilité relative, même en l'absence de lésions nerveuses, sont des
signes presque constants. Le refroidissement doit être
perçu par comparaison avec le côté opposé. Si le blessé
est refrodi, shoké, l'examen sera différé de quelques
heures et repris après réchauffement du malade.

Le doigt explore ensuite la face antérieure du cou-de-

pied et la gouttière rétro-malléolaire interne. En général,
il n'y a aucun pouls perceptible à la pédieuse, à la tibiale
postérieure. Cette disparition du pouls n'est pas pathognomonique d'une plaie de la poplitée : elle peut s'obs-
server dans le cas de simple contusion et plus loin, au
chapitre du diagnostic, nous aurons à apprécier la valeur
diagnostique de la disparition du pouls.

L'ensemble des signes que nous venons de citer, les
douleurs vives, l'impotence fonctionnelle marquée, l'insensibilité, la disparition du pouls joints à la perte de coloration du membre, constituent un véritable syndrôme de
là stupeur locale décrite par les anciens auteurs, comme
Dupuytren. Le plus souvent, ce syndrôme marque un
trouble grave du tronc artériel poplité et indique toujours
la nécessité d'une intervention immédiate.

3° CAS : *Plaies de la poplitée sans hémorragie externe.
— Plaies sèches.*

C'est un fait bien connu des anciens chirurgiens que
les plaies des gros vaisseaux (fémorale, poplitée) peuvent
ne donner lieu à aucune hémorragie immédiate ou ne
produire qu'une hémorragie insignifiante. Ce fait était
même considéré comme la règle dans les cas de rupture
complète. Dionis faisait remarquer que « aux plaies de
feu, il sort peu de sang et il est rare qu'il arrive une
hémorragie, parce que la balle brûlant ce qu'elle touche,
y fait une escarre qui empêche que le sang ne s'écoule
quand même elle aurait touché quelque vaisseau ». Larrey
écrit, dans ses cliniques chirurgicales que « lorsque e
tube d'une artère est coupé ou détruit en entier par une
cause vulnérante, les deux bouts de l'artère éprouvent
une sorte de rétraction, les parois se mettent en contact et

se recollent entre elles avec plus ou moins de promptitude. Lorsque ces plaies sont produites par des balles ou par des éclats d'obus, a peine a-t-on quelques instants d'hémorragie primitive, l'oblitération de la cavité des deux bouts coupés est complète, l'hémorragie n'a plus lieu. »

Des expériences, déjà anciennes relatives à la contusion des artères ont confirmé les notions classiques du temps de Larrey. Elles ont montré que lorsqu'un projectile rencontre une grosse artère, il la refoule devant lui, l'allonge et la rompt. Les tuniques se rétractent, se recroquevillent, et s'unissent dans la gaîne formée par la tunique externe qui s'allonge, s'étire et se rompt.

Ces faits bien connus ont pris un regain d'actualité pendant la guerre et les chirurgiens qui ont observé et opéré beaucoup de plaies artérielles ont imaginé les termes de plaies sèches (Fiolle), de plaies étanches (Potherat).

Quelquefois la poplitée blessée, présente à distance des lésions de contusion, des élongations qui empêchent la circulation dans l'artère au-dessus de la plaie, ou bien, ainsi que Larrey l'avait observé pour les grosses artères mises à nu, l'artère se rétracte peu dans sa longueur, mais se rétrécit fortement et s'allonge plus ou moins en se tordant sur elle-même par un mouvement spiroïde.

L'hémostase spontanée peut être obtenue par l'oblitération même produite par le projectile traumatisant. Un gros éclat cuboïde plaque la poplitée contre le ligament postérieur de l'articulation du genou et ce n'est qu'au moment de l'extraction du projectile qu'une hémorragie considérable se manifeste extérieurement.

La cause habituelle de l'absence d'hémorragie est la contusion du vaisseau étendue au delà des limites de la plaie et qui détermine une thrombose artérielle rapide sur laquelle nous avons bien insisté au chapitre de l'anatomie pathologique.

Quelle que soit la cause invoquée pour expliquer ces cas de blessures artérielles silencieuses, il ne faut pas attendre les manifestations hémorragiques pour en rechercher les symptômes.

La topographie de la plaie jugée paravasculaire, le trajet anatomique du projectile, seront minutieusement notés.

Souvent, en dehors de toute hémorragie, des symptômes fonctionnels s'observeront : la douleur profonde, intense au niveau du genou et du mollet, affectant quelquefois la forme de crises causalgiques, l'impotence fonctionnelle presque toujours évidente, en dehors de toute fracture ou de lésion nerveuse grave permettant de l'expliquer, le refroidissement du membre inférieur, les troubles objectifs de la sensibilité à prédominance distale, l'état du pouls à la tibiale postérieure ou à la pédieuse seront des symptômes importants, quoique variables dans leur intensité et dans leur apparition. Nous montrerons plus loin la valeur relative de ces symptômes et les indications qu'ils créent au point de vue thérapeutique.

Avant d'indiquer les variétés évolutives des plaies de l'artère poplitée, nous voulons signaler, pour compléter notre étude symptomatologique, la fréquence avec laquelle les blessures de l'artère poplitée déterminent l'apparition rapide de *signes généraux graves*. S'il est vrai que la blessure d'un gros tronc artériel, comme la poplitée peut retentir d'emblée sur le cœur et provoquer de la tachycardie, elle influe toujours gravement sur l'état général.

L'intensité particulière de ce retentissement sur l'état l'état général a été signalé par Sencert pour la plupart des blessures des grosses artères. Mais nous tenons à faire remarquer que l'atteinte de l'état général est particulièrement manisfeste pour les blessures de l'artère poplitée. Les plaies des autres gros troncs artériels que nous avons eu l'occasion d'observer et de traiter (fémorale, axillaire, carotides) nous ont paru toujours moins graves au point de vue du retentissement immédiat sur l'état général. En dehors de toute hémorragie importante, en l'absence de tout délabrement des parties molles, le shock purement traumatique s'est montré intense, pour les blessures de la poplitée. La cause en est-elle dûe aux plexus sympathiques périartériels particulièrement développés et sensibles ? Peut-être, mais, quoiqu'il en soit, l'état général très touché, malgré une plaie en apparence bénigne du creux poplité sera en faveur d'une blessure profonde intéressant la poplitée.

ÉVOLUTION

Nous envisagerons l'évolution possible d'une blessure de la poplitée abandonnée à elle-même, et d'une blessure convenablement traitée chirurgicalement.

Les accidents le plus à redouter, dans la plupart des cas sont la gangrène ischémique, la gangrène gazeuse et l'infection quand il s'agit de plaies fraîches de la poplitée. Accidents toujours graves, souvent mortels qui imposent un traitement chirurgical immédiat.

Plus tard, une plaie de la poplitée, convenablement traitée pourra laisser subsister des troubles fonctionnels du membre inférieur que nous aurons à étudier.

1° *Gangrène ischémique* ou nécrobiose.

D'emblée ou très rapidement on peut voir apparaître la mortification du membre blessé par ischémie, la nécrobiose de la jambe. Cette mortification n'est pas dûe simplement à la blessure du tronc poplité, mais est surtout causée par la compression progressive de l'hématome ou bien par la section concomitante d'un plus ou moins grand nombre de collatérales.

Ces collatérales, en effet, soit par insuffisance de leur développement, soit par leur destruction traumatique, soit supprimées fonctionnellement par la compression de l'hématome poplité ne peuvent assurer la circulation de retour et le membre est voué, dans un délai généralement court, au sphacèle. Nous avons bien insisté sur le rôle néfaste joué par l'hématome diffus poplité qui constitue un obstacle infranchissable au rétablissement de la circulation de suppléance.

Le membre, malgré le réchauffement, reste froid, insensible. La peau qui « gèle » la main qui palpe, se couvre rapidement, en moins de 12 heures, de plaques, rose violacé, qui apparaissent sur le dos du pied. La peau se dessèche, se raccornit. C'est en somme le tableau de la gangrène sénile des extrémités. Nous n'insisterons pas sur cette forme et nous voulons seulement indiquer sa rareté au membre inférieur, au contraire du membre supérieur, où il est fréquent de l'observer après des blessures de l'humérale.

Le plus souvent, la gangrène ischémique est humide par infection secondaire. L'épiderme du pied et de la jambe est soulevé par des phlyctènes à contenu séreux et fétide. En même temps, les symptômes généraux s'accusent, traduisant une intoxication suraiguë et en quelques heures, le blessé succombe malgré l'amputation précoce.

2° *Gangrène gazeuse.*

Le plus souvent, la gangrène gazeuse s'observe. Les plaies par éclats d'obus (la plupart de nos observations y font allusion) prédisposent tout particulièrement à ces accidents septiques graves. Le projectile, animé d'une force vive intense, produit en plus de la plaie artérielle poplitée, des délabrements musculaires et aponévrotiques considérables. Le creux poplité constitue alors une véritable chambre d'incubation favorable au développement des microbes, surtout aux germes anaérobies apportés par le projectile et les débris vestimentaires qu'il entraîne avec lui. Souvent, avec une incroyable rapidité, quelquefois plus lentement, en 24 ou 48 heures, une infection locale avec production de gaz éclate. Cette gangrène est particulièrement redoutable dans les plaies qui nous occupent : elle nait et se développe dans l'épaisseur du membre, à l'abri des muscles et des cloisons aponévrotiques. Son évolution est rapide, mortelle, d'autant plus que, dans un certain nombre de cas, des lésions graves du mollet se surajoutent. L'anémie aiguë des tissus de la jambe, par défaut ou insuffisance d'irrigation sanguine, la compression de l'hématome interstitiel ou diffus prédisposent le foyer traumatique poplité à la mortification et créent les conditions optima pour l'exaltation de la virulence des microbes anaérobies. Les gaz produits envahissent les interstices musculaires, les cloisons aponévrotiques, franchissent facilement l'anneau du soléaire, l'anneau des adducteurs. L'infiltration gazeuse comprime les muscles et achève de bloquer, par une compression excentrique, les dernières voies collatérales désormais supprimées fonctionnellement.

Dès lors, la gangrène gazeuse évolue. Toujours redoutée, elle est la préoccupation constante du chirurgien. Quelques heures, quelques jours (1 à 2), après la blessure traitée, apparaissent des symptômes de la plus haute gravité. La température s'élève rapidement à 40°, 41° et le pouls s'accélère en perdant de sa tension. Cette accélération du pouls nous a toujours paru un symptôme essentiel et contant. Le pouls atteint 120, 140, 160 rapidement, il est mou, dépressible, imperceptible. Le blessé devient inquiet, angoissé, dyspnéïque : son facies rappelle celui des grands infectés ou des malades atteints d'affections aiguës de l'abdomen. Localement, sous le pansement, on voit la gangrène et on la sent, un œdème diffus, sonore au doigt qui percute en « chiquenaude » distend à bloc le membre inférieur. La peau est sillonnée de trainées livides, avec quelquefois des phlyctènes à contenu séro-hématique. Rapidement, les gaz fusent du côté de la cuisse qui s'œdématie. En même temps, le délire s'installe et quelques instants avant la mort, le blessé d'abord inquiet, agité, tombe dans un état d'euphorie terminale très caractéristique. L'évolution a été rapide, variant de quelques heures à un jour ou deux. L'amputation du membre ne réussit pas toujours à sauver le blessé. Certaines formes hypertoxiques de gangrène gazeuse, foudroyantes dans leur évolution, tuent les blessés, sans qu'aucune intervention utile ait eu le temps d'être pratiquée.

3° *Phlegmon circonscrit et phlegmon diffus.*

Souvent l'infection n'a pas l'acuité, ni l'allure foudroyante de la gangrène gazeuse. Elle reste localisée ou diffuse moins rapidement. Malgré les débridements larges, l'épluchage musculaire soigneux, le nettoyage du foyer d'attrition des parties molles créé par le projectile pénétrant dans le creux poplité, on n'a pas été maître de l'infection. La plaie débridée devient tuméfiée, ses bords sont rouges, infiltrés, son aspect est grisâtre, de mauvais aloi. La cuisse s'œdématie et des fusées purulentes, partant du creux poplité, franchissent facilement l'anneau du troisième adducteur, dissocient les muscles déjà contus. Souvent le pus, au lieu de se collecter, infiltre les grosses masses musculaires de la face postérieure de la cuisse et, quand on intervient secondairement pour débrider ou pour amputer, on se trouve en présence d'une véritable éponge musculaire purulente. Donc rarement l'infection reste localisée : un phlegmon d'abord localisé au creux poplité fuse rapidement, la douleur devient très vive, les mouvements de flexion de la cuisse sont très douloureux ou impossibles, la moindre pression réveille la douleur. La température atteint 39°-40°. L'état général s'altère, le pouls est fréquent et si l'on intervient pas à temps, si le blessé a été anémié par une hémorragie importante, s'il a présenté au début des phénomènes de shok, il ne tarde pas à succomber en quelques jours à la septicémie. Souvent même, et c'est là un fait assez remarquable pour que nous y insistions, à l'occasion de la nouvelle intervention (débridement, amputation), le shok « *récidive* » et le blessé est rapidement emporté.

Evolution des blessures de l'artère poplitée après traitement approprié.

Convenablement traitées, les blessures de la poplitée peuvent avoir une évolution favorable et dans un certain nombre de cas heureux ne pas entraîner de complications infectieuses ou ischémiques graves avec perte du membre. Quel que soit le traitement appliqué et malgré l'absence de gangrène après la ligature, les blessures de la poplitée laissent souvent des séquelles, des troubles plus ou moins sérieux du fonctionnement du membre. Nous envisagerons surtout ceux qui sont consécutifs à la ligature de la poplitée, puisque c'est elle que nous avons toujours, systématiquement pratiquée dans des conditions que nous aurons à exposer plus loin.

Beaucoup de troubles fonctionnels vaso-moteurs, thermiques, secrétoires, trophiques observés chez des blessés des membres inférieurs sont, classiquement, considérés comme des troubles d'origine nerveuse et les auteurs se sont peu préoccupés de la part qu'il y a lieu d'attribuer à l'altération des vaisseaux. La tendance d'accorder une part trop exclusive aux lésions des nerfs dans la pathogénie des troubles fonctionnels et trophiques du membre inférieur est exagérée. Avec raison, Pierre Marie, Henry Meige et Mme Athanassio-Bénisty, attribuent un rôle important dans la production des troubles vaso-moteurs, thermiques, sécrétoires à l'existence des lésions vasculaires des troncs artériels principaux des membres.

Il faut savoir que l'oblitération (par ligature par exemple) d'un tronc important, comme l'artère poplitée, suffit à déterminer en dehors de toute atteinte concomitante des nerfs sciatiques des troubles moteurs, sensitifs, thermiques du membre inférieur et d'une façon générale, ces troubles sont d'autant plus marqués que l'oblitération de la poplitée siège sur un point où la circulation collatérale se rétablit plus difficilement.

Au niveau du membre supérieur, il est fréquent d'observer, après ligature d'un gros tronc, comme l'axillaire, un syndrôme caractérisé par des paralysies des nerfs momentanées ou définitives avec réaction de dégénérescence, une anesthésie complète de l'extrémité des doigts avec diminution progressive en remontant vers la racine du membre et une déformation des doigts : il s'agit là de troubles ischémiques rappelant le syndrôme de la paralysie de Volkmann. Au membre inférieur, ce syndrôme paraît rarement à l'état isolé, parce qu'il est masqué souvent par les phénomènes graves de la gangrène consécutive à la blessure où à la ligature de la poplitée. Si la gangrène a été évitée ou n'a pas évoluée, ce syndrôme ischémique apparaît à l'état atténué et se montre plus frustre qu'au membre supérieur.

Nous avons observé toutefois après les ligatures de la poplitée des signes assez nets traduisant l'ischémie relative une sorte d'état « méiopragique » du membre inférieur. Du côté de la peau, on note des arborisations veineuses très riches, indiquant la gêne de la circulation veineuse, un refroidissement léger du membre, une diminution assez marquée, quoique provisoire de la motilité, se manifestant surtout du côté des fléchisseurs, probablement parce que le réseau circulatoire est toujours plus riche de ce côté que du côté des extenseurs moins richement nourris.

La pression mesurée au Pachon au-dessous de la ligature est zéro après l'intervention. Elle reste 0 pendant 3-4 jours, puis, peu à peu, les premières oscillations apparaissent, faibles d'abord, augmentant progressivement. Ces oscillations correspondent à la dilatation des branches collatérales qui sous l'influence de l'obstacle à la circulation se développent. Le rétablissement progressif de la pression qui n'arrive que rarement à atteindre la normale suffit pour expliquer l'installation d'une véritable circulation nouvelle, adaptée aux nouvelles conditions anatomiques de la jambe. Souvent, l'irrigation sanguine est insuffisante pour la restauration intégrale de toutes les fonctions, mais elle est capable d'entretenir une capacité fonctionnelle satisfaisante.

Dans aucun cas de ligature de poplitée, le pouls n'est réapparu à la tibiale ou à la pédieuse et cependant le membre avait fini par récupérer une vitalité à peu près normale. Chez quelques-uns de nos blessés traités, nous avons observé pendant le temps où nous avons pu les suivre des troubles vaso-moteurs, sécrétoires, trophiques, moteurs.

Le pied garde longtemps une teinte bleuâtre ou violacée, rappelant celle que produit une exposition prolongée du froid. La température locale est abaissée. La sécrétion cutanée est déficiente.

Les troubles trophiques, en dehors des accidents gangréneux, sont souvent marqués. La peau de la jambe et du pied présente des modifications assez caractéristiques : elle est fine, luisante, de coloration bleutée, rappelant tout à fait le Glossy-skin de Weir-Mitchell, ou bien l'épiderme est sec, écailleux comme on peut l'observer au niveau des membres variqueux. Les ongles, généralement bleuâtres, sont striés ou bosselés, incurvés, cassants. Le tissu cellulaire sous-cutané, surtout au niveau du dos du pied, est souvent infiltré : sa consistance plus dure que celle de l'œdème mou, dépressible, rappelle celle du trophœdème. Le pied est capitonné.

Les troubles moteurs portent surtout sur les fléchisseurs atrophiés, impotents. Les ligaturés de la poplitée se fatiguent vite, même après une marche de courte durée. Les articulations tibio-tarsiennes et fémoro-tibiale ont des mouvements limités, quelquefois douloureux. Les aponévroses du creux poplité, les tendons des muscles biceps, demi-membraneux sont rétractés et gênent l'exécution des mouvements

Les troubles sensitifs se traduisent surtout par des douleurs spontanées, sous forme de névralgies siégeant au dos du pied, au niveau des orteils ou de la face antérieure de la jambe. Ces névralgies coincident souvent avec de l'anesthésie du dos du pied, avec la conservation des sensibilités profondes musculaires et osseuses, souvent il s'agit de fourmillements, de picotements, de sensation de brûlure, nous n'avons jamais observé au niveau de la jambe de phénomènes causalgiques rappelant ceux bien connus de l'avant-bras ou de la main.

Il sera donné enfin dans quelques cas d'observer des phénomènes très caractérisés de paralysie ischémique au niveau de la jambe, après ligature de la poplitée. Ces phénomènes rappelleront beaucoup le syndrôme de la paralysie de Volkmann, si fréquente au membre supérieur. L'observation de Tinel que nous rapportons (Société de Neurologie, 1915), en est un exemple manifeste.

Les troubles trophiques et vaso-moteurs. après une ligature de la poplitée nécessitée par une blessure du creux poplité, étaient nets: amaigrissement, cyanose de la jambe, ulcérations malléolaires, œdème dur du pied, glossy-skin, hypertrichose considérable, desquamation cutanée.

La mobilité semblait totalement abolie et au moment de

la blessure, on avait noté des troubles paralytiques, rappelant la paralysie du sciatique poplité externe. On observe cependant d'imperceptibles mouvements d'extension et de flexion du pied, des orteils. Des muscles durs, ligneux, ne se prêtent pas aux mouvements passifs. Le blessé accuse des douleurs à allure névralgique dans la jambe et les troubles de la sensibilité objective ne correspondent à aucune topographie nerveuse. Les sensibilités profondes sont conservées, quoique légèrement diminuées.

On perçoit difficilement les battements artériels à la tibiale postérieure et à la pédieuse. Les nerfs sciatiques poplités externe et interne, bien que non lésés, sont inexcitables au courant faradique et galvanique. Les muscles de la jambe ont une excitabilité très diminuée.

Cet ensemble de symptômes correspond au diagnostic de paralysie ischémique, qui d'ailleurs s'est trouvé confirmé par la rapidité de l'amélioration obtenue. En trois semaines, par un traitement convenable, la motilité et la sensibilité reparaissent, les troubles trophiques et vaso-moteurs diminuent.

Tous ces troubles consécutifs à la ligature (troubles trophiques, vaso-moteurs, sensitifs, paralysie de Volkmann), sont susceptibles de rétrocéder, au point que le membre inférieur retrouve, avec une vitalité suffisante, un fonctionnement à peu près normal.

PRONOSTIC

Les conditions anatomiques des blessures de l'artère poplitée que nous avons exposées donnent les éléments de l'appréciation de leur gravité.

A ne considérer que nos cas personnels, la gravité des plaies de la poplitée se montre évidente. Parmi les blessures des artères des membres que nous avons eu l'occasion de traiter (axillaire, humérale, fémorale), celles de la poplitée nous sont toujours apparues avec des conséquences graves pour la vitalité du membre et la vie même du blessé.

Tous nos cas ont été traités par la ligature. Longtemps considérée comme très grave, la ligature de la poplitée était redoutée pour les accidents ischémiques qui la suivaient. Avant la guerre, les statistiques classiques établissaient que la gangrène ischémique survenait dans une proportion qui variait suivant les auteurs entre 33 et 54 pour 100 et admettaient que la ligature était d'autant plus grave qu'elle siégeait plus bas sur le tronc poplité. Les ligature d'avant-guerre étaient presque toujours pratiquées pour des extirpations d'anévrysme poplités. Les conditions opératoires n'étaient point comparables à celles que nous avons trouvées pour les blessures de la poplitée. Quand on intervient pour un anévrysme poplité, on opère « à froid ». Les collatérales ont pu se développer, le membre a pu s'adapter à son nouvel état circulatoire et l'extirpation d'un anévrysme poplité avec ligature est le plus souvent suivie d'un parfait résultat fonctionnel.

Il en est autrement pour les plaies de la poplitée : leur gravité médiate ou immédiate tient à plusieurs raisons qu'il nous suffira de rappeler pour montrer leur valeur au point de vue pronostic.

En dehors des plaies qui s'accompagnent d'une hémorragie considérable, dans les cas de gros délabrements des parties molles du creux poplité, ou qui sont suivies d'un shok intense, beaucoup de plaies poplitées traitées par la ligature ou la suture se sont compliquées d'accidents graves infectieux ou ischémiques.

Les collatérales de la poplitée, peu nombreuses, de calibre modeste par rapport au diamètre du gros tronc poplité, naissent dans un territoire étroit et sont peu préparées à la suppléance du tronc principal. L'hématome diffus qui accompagne souvent la plaie artérielle comprime les collatérales, à cause de l'inextensibilité du cadre poplité, les supprime fonctionnellement. La présence ou l'absence de l'hématome règle souvent la gravité du pronostic, anatomiquement, le lieu d'élection de la ligature de l'artère poplitée, est au tiers supérieur du creux poplité, là où l'artère n'est pas encore « épuisée ». Cliniquement, le point où porte la ligature ne nous a pas paru avoir une grande importance pronostique, au point de vue de la vitalité du membre. Certains cas où nous avons fait la ligature haute, tout de suite au-dessous de la grande anastomotique ont été suivis de gangrène. La grande anastomotique ne peut suffire, le plus souvent, à assurer la circulation, sinon par le tronc lui-même, variable de volume, du moins par ses branches collatérales. D'autre part, des ligatures basses n'ont point compromis la vitalité du membre.

D'ailleurs, les ligatures de la poplitée ont présenté des résultats très dissemblables, bien que les lésions traitées aient été anatomiquement et cliniquement superposables. Il est curieux, en effet, de remarquer que des plaies artérielles siégeant au même point du tronc poplité, traitées de la même façon, se comportent très différemment. Ces cas sont à rapprocher de ceux que signalait récemment

M. Auvray à la Société de Chirurgie de Paris à propos de la ligature des vaisseaux fémoraux communs. Cet auteur, rapportant trois observations personnelles d'interventions ayant eu, toutes trois pour effet d'interrompre l'apport artériel dans la cuisse, attire l'attention sur l'évolution différente et le plus souvent inattendue (un cas de gangrène massive, un cas de gangrène limitée au pied, une évolution simple sans aucun sphacèle) de trois lésions très identiques.

Ces variations de l'évolution sont-elles sous la dépendance de l'état antérieur des artères (athérome, artériosclérose) ? Nous le pensons volontiers. De plus, il apparaît que l'évolution variera, pour une lésion donnée de la poplitée, suivant le degré de richesse de la vascularisation du genou, de l'abondance des collatérales, de leur souplesse, de leur direction, de leur volume primitif, de l'étendue de leurs lésions concomitantes. Ces variations anatomiques sont souvent des particularités individuelles avec lesquelles il faut compter pour le pronostic et qu'il est cependant difficile de prévoir au moment de l'intervention.

L'infection de l'hématome, la nécrobiose ischémique et la gangrène gazeuse sont les éléments importants d'appréciation du pronostic.

L'hématome, bloquant le creux poplité, n'a pas de tendance à diffuser, mais l'infection, avec infiltration puriforme, gagnera facilement, en les dissociant, les masses musculaires de la cuisse. La septicémie pourra tuer à plus ou moins longue échéance le blessé qui a échappé, dans les premiers jours de la blessure à la nécrobiose ischémique ou à la gangrène gazeuse.

La gangrène gazeuse, dans la plupart des cas, garde une mortalité élevée. Si l'amputation précoce peut donner des guérisons, il est des cas de septicémies gazeuses suraiguës qui sont au-dessus de toute thérapeutique.

Les lésions concomitantes du mollet apportent une part d'aggravation au pronostic. L'hématome du mollet, prolongeant celui du creux poplité appelle l'infection et favorise le développement de la gangrène gazeuse.

Les lésions des nerfs sciatiques poplités assombrissent le pronostic immédiat ou éloigné en augmentant les chances de production des troubles moteurs, trophiques et sensitifs.

La simultanéité des lésions de la veine poplitée crée-t-elle vraiment une amélioration du pronostic ? La ligature concomitante de celle de l'artère, systématiquement pratiquée écarte-t-elle toujours la menace de la gangrène ischémique ? Nous ne le croyons pas, malgré les raisons anatomo-physiologiques que beaucoup d'auteurs, Makins et autres ont fait valoir. La ligature simultanée de l'artère et de la veine pourrait avoir plus de gravité et pourtant nous ne sommes plus au temps où Langenbeck conseillait l'amputation immédiate pour une plaie par arme à feu de ces deux vaisseaux.

Si l'inocuité de la ligature de l'artère et de la veine dans la cure des anévrysmes poplités est bien établie, il ne nous paraît pas en être de même pour les plaies poplitées et vraiment peut-on dire avec Jaboulay que « les craintes qu'on avait autrefois au sujet de cette double ligature ont disparu et qu'on peut la faire sans hésiter » ?

En considérant nos observations personnelles, il n'apparaît pas que la ligature simultanée de la veine ait amélioré le pronostic opératoire, et nous ne l'avons jamais systématiquement pratiquée.

Wolff, dans un travail inspiré, avant la guerre, par Lexer a essayé de montrer la gravité relative de la ligature des gros troncs artériels. Ce travail de statistique pure qui englobe 900 ligatures pratiquées de 1875 à 1906, a le tort d'agglomérer des faits disparates (sections traumatiques des vaisseaux, anévrysmes) et fausse systématiquement les résultats par la comparaison d'une ligature faite en 1875 et d'une ligature faite en 1906.

Il a réuni 30 cas de ligatures de la poplitée avec 16 guérisons parfaites, 7 gangrènes de jambe avec amputation secondaire et 7 gangrènes limitées des orteils. La plupart de ces ligatures s'appliquent d'ailleurs à des cures radicales d'anévrysmes et ont été accompagnées de la ligature simultanée de la veine. Trois cas de ligature simultanée de l'artère et de la veine poplitée, recueillis par Monod et Vanverts, pour plaies avec hématome ont été suivis 2 fois de gangrène ischémique. Makins établit un tableau comparatif des résultats de la ligature artérielle isolée et de la ligature simultanée de l'artère et de la veine. Avec la ligature seule de l'artère poplitée pour plaie, il obtient 14 bons résultats, 10 gangrènes. Avec la ligature de l'artère et de la veine, 22 bons résultats, 6 gangrènes.

Sans recourir dès maintenant à la comparaison des statistiques que nous rapporterons plus loin avec les résultats obtenus au chapitre thérapeutique, nous dirons que la ligature de la poplitée, quel que soit son niveau, est une opération qui, sans mériter la déplorable réputation de jadis, conserve une certaine gravité puisqu'elle expose le membre à la gangrène dans un quart des cas environ.

. L'absence de gangrène ischémique immédiate ou de gangrène gazeuse n'implique pas la guérison parfaite. La ligature réussie laisse le membre avec une circulation déficiente, dans un véritable état méiopragique.

L'existence d'un hématome avec le danger toujours menaçant de l'infection, la gangrène ischémique ou la gangrène gazeuse commandent une intervention dont l'urgence s'impose. Nous indiquerons ses modalités et les résultats opératoires obtenus.

CHAPITRE IV

DIAGNOSTIC

Les divers aspects classiques présentés par les plaies
de l'artère poplité que nous avons étudiés créeront dans
certains cas à préciser des difficultés de diagnostic.

1er CAS. — Certains cas simples s'appliqueront à des
plaies du creux poplité, avec un vaste délabrement des
parties molles, une hémorragie externe visible ou supposée
abondante par l'application d'un garrot. Il convient de
faire remarquer qu'il est rare de voir une véritable hémorragie externe, à moins qu'on assiste de près le blessé au
moment de sa blessure. Le plus souvent, on voit le blessé
au poste de secours ou à l'ambulance chirurgicale de
première ligne. Au poste de secours, nous avons observé
deux fois des plaies probables de l'artère poplitée : le
blessé porteur d'un garrot de fortune appliqué par le
brancardier arrivait au poste de secours. Le garrot enlevé,
la plaie poplitée ne saignait pas, le pouls tibial était
absent. Shoké ou anémié, le blessé était rapidement évacué, avec un pansement compressif et une fiche rouge
spéciale sur laquelle était inscrit en gros caractères ·

5

vaisseau, à ne pas évacuer. Le blessé était opéré et gardé à l'ambulance de première ligne.

A l'ambulance chirurgicale, soit comme chirurgien d'équipe, soit comme trieur, nous avons vu des plaies de la poplitée où le diagnostic, posé de suite, impliquait l'opération d'urgence. Un blessé se présentait généralement avec un garrot, une plaie plus ou moins vaste du creux poplité, un membre refroidi, pâle, sans pouls à la tibiale. La blessure de la poplitée était probable, cependant les signes généraux dominaient : le blessé, pâle, inquiet, le visage cireux, la voix faible, agité par instants, dyspneique, avait un pouls petit, fréquent, sans tension. Le garrot rapidement enlevé, on ne sent pas encore le pouls tibial ou pédieux, le membre ne se réchauffe pas. Le problème qui se posait si souvent à propos des plaies vasculaires consistait à savoir si on était en présence d'un *anémié* ou d'un *shoké* ? Anémie aiguë ou shok traumatique devaient être distinguées le plus tôt possible, car dans l'un ou l'autre cas, la conduite à tenir était différente.

Une hémorragie importante de la poplitée peut saigner à blanc un blessé et provoquer naturellement une grave et rapide hypotension artérielle. Mais cette hypotension peut être le fait du shok traumatique pur si l'on tient compte de l'émotion, de la douleur, du refroidissement, de l'inanition, de la fatigue. Ces facteurs de shok doivent être connus et discutés dans l'appréciation de la valeur diagnostique réelle de l'hypotension qui peut être d'ailleurs dûe aussi à l'ébranlement nerveux général, aux réactions sympathiques vaso-motrices ayant comme point de départ une lésion du sympathique poplité, à l'intoxication dûe à la mortification rapide des tissus et à la résorption des produits de désorganisation anatomique.

Est-il possible de distinguer l'anémie aiguë du shok traumatique ? Dans l'anémie aiguë, la pâleur de la face est plus marquée, le teint plus cireux, le blessé a soif d'air, est agité et souvent il accuse une douleur pongitive, très intense au creux épigastrique. Dans le shok, l'insensibilité, l'anesthésie sont générales, le blessé est un peu cyanosé, les extrémités sont glacées et le pouls imperceptible. Les traits sont tirés et le facies rappelle celui des péritonéaux. La conscience est le plus souvent conservée. Les vomissements sont fréquents, ainsi que les sueurs froides.

Souvent la confusion des états de shok et d'anémie est possible, car ils sont associés. Si la tension artérielle se relève sous l'effet du réchauffement, des injections toni-cardiaques et si les séguments et les muqueuses se colorent imperceptiblement, l'anémie aiguë est en cause. Si la pression reste basse, si elle n'est pas modifiée par les injections toni-cardiaques ou du moins si elle retombe de suite à son taux normal, l'anémie n'est pas seule en cause, le shok intervient.

2me Cas. — Il s'agit d'une plaie pénétrante du creux poplité ou d'une plaie en séton, à orifices minimes. Les signes d'hémorragie externe sont très réduits et souvent le blessé est amené à l'ambulance sans garrot, avec un pansement compressif. Y a-t-il une plaie de l'artère poplitée ?

Tantôt il s'agit d'un volumineux hématome diffus qui a réalisé l'hémostase spontanée, tantôt d'un hématome petit ou moyen à développement lent ou bien d'une plaie artérielle avec section totale et rétraction des deux bouts sans hémorragie apparente.

D'emblée on constate un gonflement considérable du membre inférieur s'étendant au mollet et jusqu'aux malléoles. Les tissus du creux poplité sont distendus, paraissent infectés. La perception d'un souffle discontinu, syndrome aux pulsations artérielles nous a paru toujours absente, aussi bien que la sensation tactile d'une tumeur expansive et vibrante.

Le membre est pâle, refroidi, le pouls périphérique est aboli à la tibiale postérieure derrière la malléole interne et à la pédieuse. Il s'agit, en résumé, d'un hématome artériel diffus à développement rapide, caractérisé par une tuméfaction localisée au creux poplité, avec un gonflement plus ou moins étendu du membre, la pâleur, le refroidissement du membre avec abolition du pouls périphérique. C'est le cas rare. Dans d'autres cas, plus fréquents, l'hématome, au lieu de se développer rapidement, se produit lentement, infiltre les tissus, les muscles, les aponévroses, le tissu cellulaire. Il s'agit d'une *infiltration hématique*, d'un *épanchement diffusé*, une tuméfaction du creux poplité, un certain gonflement du membre, son refroidissement, la disparition du pouls périphérique permettent-ils d'affirmer la blessure de la poplitée ?

Un hématome veineux, un simple épanchement de sang qui accompagne une blessure des parties molles du creux poplité et produit la contusion ou l'attrition des muscles peuvent donner lieu à une tuméfaction poplitée, d'autant mieux que l'hémorragie à l'extérieur aura été gênée. Bien plus, de petites hémorragies veineuses favorisées par l'application intempestive d'un garrot trop serré pourront amener un hématome assez abondant, en l'absence de toute lésion du tronc poplité. Au-dessous du creux poplité, le membre peut-être augmenté de volume, refroidi, le pouls périphérique peut être aboli.

Bien souvent, les blessés arrivent à l'ambulance refroidis, les membres glacés, après une évacuation longue, pénible. Le refroidissement du membre blessé ne traduit pas toujours le trouble circulatoire local et, d'ailleurs, d'une façon générale, le shok que peut déterminer une plaie de l'artère poplitée, entraîne une vaso-contriction générale périphérique. Il faudra donc réchauffer le malade, relever sa tension pour admettre sûrement que le refroidissement du membre signifie l'arrêt circulatoire.

La suppression du pouls à la tibiale, pour les mêmes raisons, n'a pas une valeur pathognomonique. C'est un signe de probabilité d'une lésion de la poplitée. Le pouls peut être supprimé par l'effet du shok, ou du refroidissement ; de plus, un hématome veineux, tendu dans le cadre poplité, peut comprimer l'artère poplitée, supprimer les battements perceptibles à la tibiale ou à la pédieuse. D'autre part, des lésions nerveuses du sciatique poplité externe ou interne peuvent retentir sur le pouls et le supprimer.

La constatation de battements isochrones au pouls est en faveur d'un hématome artériel, mais il faut se rappeler qu'un hématome veineux transmettra bien les battements de la poplitée intacte, et souvent n'avons-nous pas constaté dans certains hématomes artériels de la poplitée l'absence de battements et de mouvements d'expansion ? L'absence d'un souffle artériel au creux poplité ne permet pas de conclure à l'intégrité anatomique de la poplitée.

Ces variations possibles des signes physiques sont en rapport avec les conditions anatomiques de la production de l'épanchement sanguin et à la constitution du creux poplité lui-même.

Une infection locale, à allure phlegmoneuse peut donner lieu à un gonflement localisé ou diffus du membre atteint. En l'absence de battements ou de fluctuation vraie, on supposera une plaie artérielle par le siège anatomique de la blessure. Les signes locaux d'un phlegmon en voie de développement avec élévation de température peuvent coexister d'ailleurs avec un hématome artériel, de même que le début d'une infection gazeuse à allure rapide.

Ainsi, un hématome artériel vrai ou une infiltration hématique du creux poplité dépendant d'une plaie de l'artère poplitée peuvent passer inaperçus ou du moins peuvent être méconnus, donc mal traités. On peut les confondre avec un hématome veineux peu important, un phlegmon circonscrit ou une infection profonde, gazeuse le plus souvent. L'erreur entraîne la temporisation opératoire.

Considérant la variabilité des signes physiques dont aucun ne peut être pathognomonique, à quels moyens aura-t-on recours pour affirmer une plaie de l'artère poplitée ?

L'oscillomètre, véritable mesure d'oscillations, traduira la valeur pulsatile artérielle. Guyot, Jeanneney et Rénon reconnaissent que l'oscillomètre constitue un élément de diagnostic important par les renseignements qu'il fournit sur l'oblitération traumatique des gros troncs artériels. L'étude de l'indice oscillométrique (1), permettra l'ap-

---

(1) L'indice oscillométrique est la valeur d'amplitude de la plus grande oscillation observée.

préciation directe de la valeur propre de la circulation artérielle du membre, en convenant que toute plaie vasculaire équivaut à une oblitération, au point de vue oscillométrique. L'indice oscillométrique, considérablement réduit par rapport au côté sain, sera en faveur d'une plaie de la poplitée.

Il conviendra de faire l'étude combinée des variations de la tension artérielle et des variations d'amplitude et d'étendue des oscillations. Si au-dessus de la lésion on note une augmentation de la tension maxima et de l'indice, la minima restant stationnaire et si au-dessous de la lésion on a une diminution caractéristique de l'indice et une valeur indéterminable des pressions maxima et minima, on peut dire que l'artère est sectionnée. Lorsqu'on ne perçoit pas le pouls périphérique à la tibiale et même lorsque, le percevant, la courbe oscillométrique est nettement réduite, il s'agit d'une lésion artérielle de la poplitée (Pachon-Sourdois), sans qu'il soit permis d'affirmer la plaie latérale ou la section. Il est donc difficile d'établir un diagnostic anatomique. L'intérêt est relatif d'ailleurs, car l'indication opératoire est posée : il faut découvrir le vaisseau et l'explorer.

Pratiquement, nous n'avons pas l'expérience personnelle relative à la valeur de la méthode oscillométrique. Nous n'avons jamais eu à notre disposition, dans les formations de l'avant, d'oscillomètre. Les conditions mêmes dans lesquelles nous travaillions, la nécessité d'opérer vite et toujours d'urgence, ne nous ont jamais permis de recourir à une méthode dont nous reconnaissons la valeur et admettons le réel intérêt pratique. Aucune de nos observations ne signale les renseignements utiles tirés de l'étude de l'oscillomètre, nous le regrettons.

On peut d'ailleurs, d'une façon plus simple sinon plus précise, apprécier la valeur de la circulation artérielle dans un membre porteur d'une plaie présumée de l'artère poplitée. Lejars a signalé depuis longtemps que si, chez un sujet sain, on déprime avec le doigt les téguments, il se produit une tache blanche qui disparaît vite, alors que si on fait la même expérience chez un sujet dont la circulation est diminuée ou interrompue, la tache blanche ne disparait que très lentement. La méthode de Moszkowicz rappelle le procédé de Lejars. On applique une bande d'Esmarch sur les deux membres inférieurs à la racine de la cuisse et au bout de quelques minutes, on retire la bande. On peut lire sur le membre blessé grâce à la présence ou à l'absence de la teinte hyperhémique de la peau, l'extension des lésions d'oblitération artérielle. Dans huit cas, rapportés par Bergemann, le résultat permit de supposer que l'artère poplitée était oblitérée, car la rougeur ne dépassait pas la tubérosité du tibia : chez ces blessés on fit l'amputation de cuisse et l'autopsie du membre amputé montra l'imperméabilité de l'artère poplitée. Cette exploration clinique est utile à pratiquer, car elle permet non seulement d'apprécier la lésion artérielle poplitée, mais aussi de fixer le niveau de l'amputation, dans le cas de gangrène ischémique déclarée.

3me Cas. — L'expérience de la guerre a montré que dans certaines conditions, fréquemment réunies et précédemment étudiées, une plaie d'un gros vaisseau, comme la poplitée, ne produit pas d'hémorragie primitive, en confirmant ainsi la donnée classique de Larrey.

Un blessé est atteint d'une plaie pénétrante par éclat d'obus ou d'un séton du creux poplité : il n'a pas notablement saigné au moment de sa blessure ; à l'ambulance où on l'examine, le pansement enlevé, il ne saigne pas du tout : il n'y a pas trace d'écoulement sanguin, ni d'hématome diffus. S'il est atteint d'une plaie de la poplitée provisoirement étanche, l'attention sera égarée, d'autant plus que le trajet du projectile pourra être plus ou moins éloigné des vaisseaux poplités et que les signes physiques périphériques (pouls distal, refroidissement) pourront être réduits au minimum. L'affirmation d'une plaie de la poplitée sera difficile. On pourra discuter la plaie étanche, la contusion grave, la stupeur artérielle indépendante de toute lésion microscopique du vaisseau.

Aujourd'hui, que toute plaie contuse par éclat d'obus commande l'intervention immédiate, que le débridement préventif indiqué et pratiqué par les anciens chirurgiens militaires Larrey, Legouest, est devenu la règle absolue, la plaie de la poplitée ne passera pas inaperçue au cours du débridement et de l'épluchage qui ne laisse aucune partie de la plaie inexplorée, néanmoins la découverte inattendue d'une plaie de la poplitée pourrait être une surprise dangereuse pour le blessé.

S'il s'agit d'un séton par balle punctiforme, la plaie vasculaire passera inaperçue, en dehors de toute intervention exploratrice. Confiant dans l'intégrité vasculaire, le chirurgien se croira autorisé à évacuer le blessé, menacé ultérieurement, au hasard d'une évacuation lointaine, par une hémorragie secondaire très grave.

En l'absence de toute hémorragie ,deux signes permettront de diagnostiquer la lésion poplitée : le refroidissement complet du membre blessé (après tentative de réchauffement du blessé, avec anesthésie marquée, et

absence du pouls à la tibiale et à la pédieuse. Cette absence
du pouls prouve toujours que la circulation est interrompue ou déficiente par une cause variable (section, plaie,
contusion, compression).

Les douleurs très vives, spontanées, accusées par le
blessé, l'impotence fonctionnelle, l'insensibilité marquée
à la douleur provoquée, sont des signes d'une haute valeur
diagnostique sur lesquels Sencert a bien insisté. En dehors
de toute lésion nerveuse concomitante, de tout fracas
osseux, ces signes, quand ils existent simultanément au
membre inférieur indiquent une lésion grave de la poplitée,
le plus souvent vérifiée à l'intervention.

L'action dépressive et shokante produite par la lésion
de la gaîne périvasculaire poplitée sera un bon signe, en
faveur d'une plaie ou d'une section de l'artère.

Dans certains cas de plaies en séton du creux poplité,
si on ne perçoit aucune pulsation sur le trajet de la tibiale
postérieure ou de la pédieuse, on peut se trouver embar-
rassé. On peut penser, à tort ou à raison à une inhibition
traumatique de la poplitée,, difficile à diagnostiquer
avant l'exploration directe de l'artère. Dans ces cas, on
recherchera l'amplitude des oscillations au-dessus des
malléoles qui est plus faible du côté blessé. Babinski et
Heitz ont conseillé de compléter l'examen par l'épreuve
du bain chaud, dans lequel on plonge pendant quelques
instants les deux membres inférieurs. Si les oscillations
données par le Pachon se montrent très réduites et si le
bain chaud n'augmente pas sensiblement l'amplitude des
oscillations on aura affaire à une oblitération de la poplitée (plaie ou section) et non à un spasme vasculaire.

Lorsque la plaie de la poplitée ne saigne pas, quand

elle est absolument silencieuse, ne s'accompagnant d'aucune modification du pouls, quand la douleur et l'impotence fonctionnelle manquent, comment la diagnostiquer ?

Mondor signale un signe, qui, dans les cas les plus silencieux, a une valeur diagnostique réelle : c'est l'ecchymose qui permet de dépister la plaie artérielle. L'ecchymose immédiate, visible par le chirurgien au premier examen, traduirait l'infitration sanguine des muscles, du tissu cellulaire par une plaie artérielle, non accompagnée d'hématome. Mondor rapporte un cas de plaie étanche de l'humérale où l'ecchymose à la place interne du bras signalait une plaie artérielle non négligeable. Au membre inférieur, ce signe nous a paru toujours manquer et n'avoir pas de valeur diagnostique réelle.

La gravité reconnue des plaies de la poplitée, ses conséquences souvent fâcheuses pour la vitalité du membre ou la vie du blessé, nous ont toujours incité à en préciser le diagnostic. Tous les moyens d'exploration physique que nous avons exposés sont sujets à des variations. Nous retiendrons seulement la disparition du pouls à la tibiale et à la pédieuse, le refroidissement du membre, sa pâleur, les douleurs accusées par le blessé, l'impotence fonctionnelle, la valeur de l'indice oscillométrique.

Qu'il y ait un doute sur la cause de l'ischémie du membre, l'exploration des vaisseaux poplités s'impose. Ce sera notre terme de conclusion. Le diagnostic de la lésion de l'artère poplitée sera un diagnostic opératoire. Si Fiolle hésite beaucoup à mettre à nu les vaisseaux dans toute plaie qui menace de les intéresser, nous croyons, avec MM. Vallas, Pierre Duval, Potherat et Lenormant, que chaque fois qu'une plaie paraîtra menaçante pour de gros vaisseaux, il ne faut pas hésiter à aller en vérifier l'état anatomique. Nous avons toujours et partout pratiqué cette intervention systématique, en particulier pour les vaisseaux poplités, certain d'avoir rendu service aux blessés qu'une évacuation souvent hâtive mettait sous la menace d'une hémorragie secondaire.

CHAPITRE V

TRAITEMENT

Une plaie de l'artère poplitée pose trois indications thérapeutiques :

1° Arrêter l'hémorragie ;

2 Prévenir ou juguler l'infection ;

3° Prévenir la gangrène ischémique du membre.

Ce que nous savons de l'évolution anatomo-clinique de ces plaies légitime ces indications.

Qu'il s'agisse d'une plaie avec hémorragie externe, d'un hématome diffus anévrysmal ou d'une plaie sèche, l'intervention devra toujours être précoce et complète.

L'extension progressive de l'hématome, son action néfaste sur la circulation collatérale, les lésions musculaires (hématome disséquant des muscles favorisant la gangrène gazeuse), la menace de la gangrène ischémique, l'infection rapide de l'hématome, la menace de la production d'anévrysmes artériels ou artério-veineux, justifient la précocité de l'opération qui est pressante dans tous les cas. Il y a intérêt, surtout pour les plaies de la poplitée, à opérer des plaies artérielles et non pas des ané-

vrysmes artériels. L'opération retardée pourrait être justifiée par la crainte de la gangrène post-opératoire qui
serait évitée, en cas d'abstention, par l'établissement progressif de la circulation de retour. Nous ne la préconisons
dans aucun cas, et, le meilleur moyen prophylactique contre la gangrène du membre est l'intervention précoce dont
la modalité seule peut être discutée.

Nous envisagerons le traitement au poste de secours et
à l'ambulance chirurgicale.

Les solutions du problème que posent les plaies de la
poplitée selon leurs formes anatomo-cliniques sont variables.

1° *Au poste de secours*.

Nous serons brefs. Les cas d'hémorragie externe abondante par une plaie du creux poplité sont rares. Le blessé
a succombé avant tout secours, que seul un voisin immédiat pourrait donner.

Le plus souvent, le blessé a échappé à la mort par
hémostase spontanée de sa plaie. Il faut arrêter l'hémorragie externe immédiate et surtout prévenir l'hémorragie
retardée que rend possible la fragilité de l'hémostase spontanée. Au poste de secours, le garrot était le seul moyen
disponible. Quels que soient les reproches qu'on peut lui
adresser, nous l'avons toujours appliqué dans les cas de
plaies larges, après vérification de l'hémorragie poplitée.
Souvent, nous l'avons remplacé avantageusement par le
pansement compressif. La plaie, rapidement nettoyée,
était bourrée de gaze sèche et le membre fortement serré.
Le blessé évacué, après avoir reçu quelques injections
toni-cardiaques et des boissons chaudes (alcool, thé), portait une fiche indicatrice : vaisseau, à ne pas évacuer.

Transporté rapidement à l'ambulance chirurgicale (à 15 kilomètres à l'arrière), le blessé était vu et opéré. Dans les cas douteux, où la plaie vasculaire est probable, non évidente par des signes extérieurs, il convient d'appliquer un garrot modérément serré (un gros drain de caoutchouc nous a paru meilleur que les garrots régimentaires en tissu de toile). Les hémorragies retardées en effet sont à craindre, favorisées par les secousses, les heurts du blessé, au cours d'un transport sur un brancard ou dans une automobile. C'est pour les prévenir que les anciens chirurgiens, comme Legouest, recommandaient « d'appliquer lâchement entre le cœur et la plaie un tourniquet ou un garrot qui serait mis immédiatement en action, si l'hémorragie se produisait ».

Lorsque la plaie du creux poplité est étroite, ou s'il s'agit d'un séton punctiforme du creux poplité pouvant intéresser les vaisseaux poplités, le garrot n'est pas indiqué formellement. Un pansement compressif, une rapide évacuation avec mention de la possibilité de la lésion vasculaire, l'immobilisation du membre en gouttière seront suffisants. Le blessé sera retenu à l'ambulance, examiné et opéré.

2° *A l'ambulance chirurgicale.*

Il convient d'envisager le traitement dans les divers cas anatomo-cliniques que nous avons étudiés.

A. Plaie large du creux poplité.

Il s'agit d'une plaie large du creux poplité, plus ou moins contuse, avec une déchirure importante des téguments, une large attrition des muscles. L'hémorragie externe, jugulée par l'application d'un garrot, s'est souvent arrêtée par le mécanisme de l'hémostase spontanée.

Les signes d'anémie aiguë dominent : le pouls est petit, rapide, le blessé est pâle, couvert de sueurs froides, inquiet, les extrémités sont refroidies. Tout retard dans l'intervention peut être funeste : il faut aller vite, et l'on se rend compte, comme le disait J.-L. Petit, que « s'il est une circonstance dans laquelle la chirurgie soit utile, c'est d'arrêter le sang qui coule par l'ouverture d'un vaisseau considérable ».

Dans certains cas, le degré d'anémie est tel que toute tentative pour la combattre est illusoire. Les moyens habituels restent sans succès ou du moins amènent chez le blessé hémorragique une amélioration passagère et trompeuse. Il succombe, avant même qu'on ait pu intervenir chirurgicalement. Il est un certain degré d'anémie que la pression minima traduit au-delà duquel toute guérison est illusoire.

Le blessé, examiné au triage, dévêtu, sera rapidement transporté dans la salle de réchauffement voisine de la salle d'opérations. Le garrot, s'il est appliqué, sera vérifié, desserré et replacé avec une striction modérée, si l'on constate un saignement par la plaie. Il convient, en effet, de réappliquer un lien constricteur (gros drain), de peur d'assister à la production brusque d'une nouvelle hémorragie qui pourrait emporter le blessé.

Si urgente que soit l'opération, il est inutile de la tenter avant d'avoir sérieusement réchauffé le blessé. Au front, dans la région de Verdun en particulier ,nous avons utilisé l'appareil très simple, imaginé par Tanton, consistant en un récipient en tôle, de forme quadrangulaire : une de ses parois est perforée à sa partie supérieure par un tuyau

de tôle dont l'autre extrémité sous des cerceaux métalliques qui transforment le lit en une véritable cloche, un
récipient quelconque (un quart de soldat par exemple),
à demi rempli d'alcool à brûler que l'on enflamme est la
source de chaleur. En moins d'une demi-heure, un blessé
est réchauffé, par ce dispositif très pratique qui pourrait
être employé utilement dans les infirmeries de porte de
nos hôpitaux. Pendant le réchauffement, on administre au
blessé du sérum chaud intra-veineux, additionné de un
milligramme d'adrénaline, de l'huile camphrée à hautes
doses intro-musculaire (50-100 cc.). Le blessé est main-
tenu la tête basse. Très souvent, au bout d'une demi-heure,
l'état général du blessé s'améliore : son pouls devient
mieux frappé, perceptible, le facies peut se colorer. Une
intervention relativement longue sera permise. Dans d'autres cas, aucune amélioration n'a été apportée par le
réchauffement, et les injections toni-cardiaques. Il faut
cependant intervenir.

Le chirurgien a deux tâches à remplir :

1° Traiter l'anémie aiguë ; 2° assurer l'hémostase définitive.

Nous avons indiqué les moyens habituellement employés
par nous. Pour être complet, il faut ajouter la transfusion du sang, qui constitue la méthode idéale par le relè-
vement de la pression sanguine, le passage dans le sang
d'hématies et de sérum vivant pourvu de toutes les sécré-
tions internes. La lenteur de son exécution en faisait, au
front, dans les moments d'affluence des blessés, une méthode d'exception. Dans la pratique civile, elle pourra et
devra toujours être tentée.

L'intervention, chez ces blessés hémorragiques, très

diminués dans leur résistance devra être rapide. Les divers temps, transport du blessé, anesthésie, acte opératoire devront se succéder automatiquement. L'anesthésie sera réduite au minimum : nous avons employé le chlorure d'éthyle et l'éther. Quelques bouffées de chlorure d'éthyle suffisent à immobiliser le blessé et permettent une opération de courte durée. Dans quelques cas, l'anesthésie à l'éther discontinue, administrée avec l'appareil d'Ombredanne nous a paru excellente : le blessé est endormi et quand la résolution musculaire est suffisante, on suspend l'anesthésie qu'on reprend ensuite. Le choc anesthésique est réduit et le blessé se réveille presque instantanément à la fin de l'intervention.

L'hémostase définitive peut être obtenue par la forcipressure, la ligature ou par la suture vasculaire.

La forcipressure à demeure, véritable pis-aller, s'emploiera dans les cas ou la ligature est impossible. Sencert l'a vue employée pour des vaisseaux poplités qu'on ne parvenaient pas à isoler et à lier. Nous n'y avons jamais eu recours. Nous avons toujours fait la ligature des deux bouts de la poplitée.

La plaie est rapidement élargie de deux coups de ciseau, l'excission des parties contuses vite réalisée, on recherche les vaisseaux poplités. On lie l'artère lésée avec un catgut n° 2, pendant qu'un aide comprime la fémorale à l'arcade. La ligature doit être solidement appliquée, autant que possible sur une partie saine de l'artère qu'il n'est pas nécessaire de dénuder et pour assurer la ligature, il faut couper le segment artériel interposé entre les deux ligatures du bout central et du bout périphérique et vérifier l'étanchéité des ligatures. Il faut avoir présent à l'esprit le principe de Dupuytren : « si l'hémorragie n'est pas arrêtée de manière à ce qu'elle ne récidive pas, il est plus difficile de la combattre quand elle reparaît que la première fois, parce qu'alors les extrémités du vaisseau étant détruites, elles sont plus profondément cachées au milieu des chairs enflammées et par conséquent plus difficiles à atteindre ».

La plaie, largement débridée, draînée par des mèches posées à plat, imbibée de Dakin ou de liqueur de Mencière, le blessé est ramené dans son lit et l'on poursuit le traitement de l'anémie.

Dans le cas qui nous occupe, il importe de réduire au minimum l'acte opératoire. La ligature, dont la simplicité et la sécurité sont les meilleurs avantages, sera toujours pratiquée. Elle ne doit pas ici être mis en parallèle avec la suture dont nous aurons plus loin à préciser la valeur et les indications.

L'hémostase étant assurée, l'état général du blessé se relève. L'hémorragie a été jugulée, mais l'infection sera à redouter et pourra nécessiter une intervention complémentaire. Le premier acte opératoire d'urgence a visé l'hémorragie : l'état général meilleur permet d'essayer de conjurer les accidents infectieux. Cette opération en deux temps, chez des anémiés incapables de subir un choc opératoire prolongé, a été souvent préconisée par les anciens chirurgiens, comme J.-L. Petit. On achèvera donc le traitement et aussi rapidement que possible, on poursuivra l'excision des tissus contus, l'extraction des corps étrangers, on drainera à la mèche ou on installera une irrigation continue au Dakin, la plaie étant partiellement ouverte.

Dans les cas complexes où se trouvent associés des signes certains de lésion de la poplitée et des phénomènes de shok intense, on peut se demander si l'indication de l'amputation ne se pose pas. C'est là une indication d'exception : nous la signalons cependant, car nous avons l'impression que si nous l'avions remplie dans un de nos cas (observation VIII, Lecomte), nous aurions gardé la vie au blessé.

B. Plaie étroite, sétons du creux poplité. Hématome diffus.

Ici, les phénomènes locaux dominent. Le blessé arrive souvent à l'ambulance, sans garrot, avec un état général relativement bon : il ne paraît pas avoir saigné. Après réchauffement du blessé, on note le refroidissement du membre blessé, l'absence de pouls à la tibiale ou à la pédieuse, des douleurs irradiées ou l'impotence fonctionnelle. La palpation révèlera soit un hématome anévrysmal diffus animé de battements, d'expansion, soit une infiltration à bloc du creux poplité qui paraît injecté, tendu, résistant. Il faut intervenir immédiatement, alors même que l'hémorragie est arrêtée. Cet hématome, réalisant un véritable garrot interne entrâve la circulation de retour et appelle l'infection. Il faut, par l'intervention, rendre celle-là possible et éviter celle-ci. Les anciens chirurgiens connaissaient la gravité de ces plaies non « amplifiées » (Ambroise Paré), où s'accumule le sang grumeleux et pourri dont J.-L. Petit parle, en disant avoir vu plusieurs fois arriver des abcès gangréneux aux plaies pour n'avoir pas fait d'incision et découvert le vaisseau coupé ». Larrey avait aussi bien observé que « les caillots extérieurs ne peuvent arrêter l'hémorragie et ajoutent au défaut de résistance le grand inconvénient de stupéfier par leur propriété sédative les parties sensibles avec lesquelles ils sont en contact ; l'éréthisme s'en empare et l'affection gangréneuse ou la pourriture d'hôpital se développe bientôt après ». Il recommande expressément de ne pas hésiter, « d'agrandir les plaies et d'extraire les caillots pour lier les vaisseaux ».

La gangrène ischémique du membre, l'infection simple ou gazeuse de l'hématome sont des complications habituelles des hématomes poplités. Souvent, la gangrène ischémique et la gangrène gazeuse confondent leurs méfaits. Pour les éviter, il faut opérer précocement, d'autant mieux que l'évolution d'un phlegmon périvasculaire conduira à l'hémorragie secondaire. De bons chirurgiens se sont montrés partisans de l'opération tardive, comptant atteindre plus facilement un hématome qui, en vieillissant, se rétracte, diminue de volume et finit par former un anévrysme. Bien plus, attendre la stabilisation de la circulation, la constitution d'un anévrysme serait le meilleur moyen de rendre bénigne la suppression du tronc artériel principal, qu'une large circulation collatérale bien préparée pouvait suppléer. Malgré ses arguments dont la valeur peut être discutée, nous préconisons et nous avons toujours pratiqué, à l'ambulance, l'opération primitive qui est moins dangereuse, plus sûre que l'opération retardée.

L'opération primitive, en liant l'artère poplitée, au-dessus et au-dessous de la lésion, ne supprime aucune collatérale ou du moins un petit nombre. La constitution de l'anévrysme, en admettant même qu'elle soit rendue possible par l'absence de l'infection ou de toute hémorragie secondaire, est problématique et, en tout cas, a pour conséquence habituelle, la rétraction du tissu cellulaire, la compression par la sclérose des tissus péri-artériels, l'englobement des veines, des nerfs, des collatérales. L'extirpation ultérieure du sac anévrysmal ne réalise-t-elle pas plus de difficultés opératoires que l'incision simple d'un hématome poplité. L'opération immédiate à l'ambulance est la meilleure prophylaxie des accidents infectieux et des accidents de compression nerveuse ou veineuse qui compromettent souvent le pronostic opératoire des anévrysmes.

Quelle doit-être l'opération ? Dans une vue d'ensemble, en fin de chapitre, nous indiquerons les résultats opératoires.

La ligature des deux bouts de l'artère dans la plaie nous a paru le procédé de choix. Après désinfection des téguments sains, l'hémostase préventive sera le premier temps de l'opération. L'ouverture d'un hématome peut, en effet, réserver des surprises. La plaie, à peine débridée, l'hématome incisé et les vaisseaux décomprimés, un flot de sang aveugle le champ opératoire : des pinces hâtivement placées au hasard n'arrêtent pas toujours une hémorragie telle qu'elle peut entraîner la mort du blessé sur la table. On devra rejeter l'emploi du tude d'Esmarch, si simple cependant dans son application. Son action prolongée provoque une paralysie vaso-motrice des artérioles chargées du rétablissement de la circulation. La compression digitale de la fémorale à l'arcade, d'abord, puis la suspension de la poplitée par un fil d'attente sont à recommander.

Après débridement et recherche du tronc poplité, peudant qu'un aide comprime la fémorale à l'arcade, on passe sous l'artère un faisceau de catgut ou mieux un drain de caoutchouc, filiforme, moins traumatisant pour les tuniques artérielles. On pourra ainsi opérer, dans le calme, à l'abri du sang. L'hémostase préventive étant assurée, il faut ouvrir l'hématome et se donner un jour très large sur la région poplitée dont la profondeur est souvent difficile à atteindre et à voir. Quand il s'agit d'une plaie pénétrante contuse, après excision de l'orifice d'entrée, on débride largement au ciseau ; l'hématome exposé est ouvert. Rapidement, avec une compresse ou avec un jet de sérum chaud on enlève les caillots plus ou moins adhérents et tandis qu'un aide comprime la fémorale à l'arcade, on examine le champ opératoire déblayé. Si le sang continue à sourdre au fond de la plaie, on comprime avec une compresse dans l'angle supérieur de la plaie le bout supérieur du paquet vasculaire poplité, un catgut ou mieux un petit drain est passé avec une aiguille de Cooper sous le paquet vasculaire et on peut rechercher la plaie artérielle, vérifier l'intégrité de la veine. Pendant l'examen de la plaie opératoire, on ligaturera au fur et à mesure qu'elles se présenteront les collatérales qui saignent, les jumelles fréquemment atteintes. On extraira le projectile, et on ligaturera les deux bouts de l'artère poplitée lésée . sectionnant le segment artériel entre les deux ligatures solidement appliquées, on vérifiera attentivement l'étanchéité des ligatures, l'aide supprimant la traction sur le bout central de l'artère.

. L'hémostase définitive étant réalisée ; la désinfection du foyer traumatique poplité sera soigneuse. Ce temps opératoire est très important : de lui, dépendra le résultat final. L'épluchage de la plaie dont toutes les enfractuosités seront mises à découvert sera pratiqué. Les muscles seront excisés, jusqu'à ce que les tranches de section saignent bien, les ponts aponévrotiques, les lambeaux de tissu cellulo-graisseux infiltrés de sang seront sectionnés. En un mot, on « simplifie » la plaie, suivant l'heureuse expression de Morestin.

La plaie nettoyée chirurgicalement n'est jamais suturée, le drainage est assuré par des compresses modérément tassées dans les anfractuosités, imbibées de liquide de Mencière qui réalise une sorte d'embaumement. Nous avons employé quelquefois l'irrigation continue au Dakin.

Dans les cas de ruptures complètes ou de larges déchirures de la poplitée, la recherche du vaisseau est rendue difficile au milieu des tissus infiltrés de sang. L'hématome uniformise la teinte des différents plans qu'il faut traverser. Les deux bouts de l'artère rétractés dans la profondeur, pareils à ceux d'un urêtre dans les traumatismes du périnée, sont difficiles à repérer. La dissection du paquet vasculaire nécessitée par l'exploration doit être délicate, elle doit éviter de traumatiser les vaisseaux poplités, de dissocier la gaîne adventice. L'artère repérée, on ligaturera les deux bouts et on se rendra compte si le bout central bat. L'absence de battement indique une thrombose artérielle ascendante fâcheuse pour l'établissement de la circulation de retour. Le pansement terminé, modérément serré, le membre inférieur sera enveloppé de ouate, immobilisé en gouttière métallique et légèrement surélévé. Le blessé sera surveillé attentivement, gardé à l'ambulance, revu quelques heures après l'intervention.

S'agit-il d'un séton à orifices punctiformes, après excision des orifices d'entrée et de sortie, on pratiquera l'incision classique de la ligature de l'artère, en ayant soin de la faire remonter, en obliquant le long du demi-membraneux, vers le tubercule du troisième adducteur. La technique générale sera celle que nous avons indiquée plus haut : évacuation de l'hématome, recherche de la plaie artérielle, ligature, épluchage, pansement à plat. Les lésions associées de la veine seront traitées par la ligature. Sans penser que la ligature simultanée de la veine intacte soit un facteur aggravant du pronostic, nous ne l'avons jamais systématiquement pratiquée. Physiologiquement, on admet que la ligature simultanée de la veine peut diminuer après ligature de l'artère satellite. Cliniquement, les résultats variables, contradictoires, ne permettent pas de tracer une ligne de conduite uniforme. Sencert qui a surtout observé des cas de gangrène des membres après des ligatures isolées d'artères, a vu un cas de gangrène après ligature simultanée de l'artère et de la plaie poplitées.

Les plaies du mollet qui accompagnent souvent les plaies du creux poplité seront traitées par l'excision des orifices d'entrée et de sortie, l'épluchage soigneux, la vérification des vaisseaux et on fera très avantageusement, au niveau du mollet, des incisions de décharge parallèles à l'axe du membre, véritables débridements de décompression, très utiles pour le rétablissement de la circulation collatérale.

C. Plaies de la poplitée sans hémorragie.

Dans ce cas, l'indication thérapeutique impérieuse n'est plus l'hémorragie et cependant il faut intervenir parce que l'évolution de la plaie conduit à de graves accidents.

Nous n'insisterons pas sur les cas heureux, toujours

possibles, de guérison spontanée, dont Larrey signalait déjà des exemples.

Si la plaie est large, le danger de l'hémorragie secondaire est à redouter. Il ne faut guère compter, en chirurgie de guerre, sur l'hémostase provisoire spontanée, qu'un choc, qu'un mouvement, une élévation brusque de la pression peut supprimer. L'épluchage chirurgical de la plaie, le débridement sont toujours indiqués d'une façon pressante et, au cours de l'intervention, on pourra s'assurer de l'intégrité des vaisseaux. La lésion poplitée ne passera jamais inaperçue et sera traitée par la ligature.

Si la plaie extérieure est étroite, si l'agent vulnérant est un éclat d'obus, la recherche et la mise à nu du paquet vasculaire poplité sera le dernier terme du débridement minutieux qui conduira toujours à la découverte de la lésion vasculaire. Le débridement sera poursuivi jusqu'à la découverte du vaisseau supposé lésé par la constatation de signes périphériques évidents (absence de pouls, refroidissement du membre , joints à la douleur intense, impotence fonctionnelle).

S'il s'agit d'un séton par balle, en dehors de la constatation évidente des signes de la lésion poplitée, l'abstention est de mise. Mais le blessé, retenu à l'ambulance, est observé et, à la première alerte, opéré dans les mêmes conditions précisées plus haut.

En résumé, l'intervention primitive nous paraît indiquée dans tous les cas. S'il s'agit d'une rupture poplitée complète ou incomplète, l'indication fondamentale est d'aller droit, sans attendre sur le vaisseau lésé et de le lier. Ainsi on réduira les chances de gangrène au minimum, parce qu'on supprimera le foyer hématique, agent de compression et qu'on opposera une barrière aux embolies.

Les plaies vasculaires méconnues exposent à des accidents graves (hémorragie secondaire, hématome interstitiel secondaire, infection).

L'intervention primitive sera la plus sûre prophylaxie de ces accidents et les indications opératoires sont semblables à celles que nous avons établies pour les plaies de la poplitée primitivement compliquées d'hématome.

D. TRAITEMENT DES COMPLICATIONS.

La ligature de la poplitée que nous avons toujours pratiquée n'expose pas à la gangrène du membre, si les collatérales sont libres. Nous avons signalé les complications qui suivent la ligature : les unes immédiates ou précoces : la gangrène ischémique et la gangrène gazeuse ; les autres tardives, les troubles trophiques avec diminution de la capacité fonctionnelle du membre inférieur.

La gangrène ischémique peut être localisée à un ou plusieurs orteils, aux téguments. L'embaumement, les pansements humides à l'alcool sont les meilleurs préventifs de la gangrène humide. L'expectative est de mise et l'intervention sera économique. Le plus souvent, la nécrobiose est massive et s'étend à toute la jambe. Dans ce cas, l'amputation s'impose rapide. C'est l'amputation de cuisse au tiers inférieur (procédé circulaire), qu'il faut pratiquer. Il est de la plus grande importance de ne jamais suturer les lambeaux.

La gangrène gazeuse, toujours à redouter, sera justiciable de l'amputation de cuisse au tiers inférieur. On emploiera l'anesthésie la moins shokante (chlorure d'éthyle ou la rachistovaïnisation).

Il faut se rappeler pour fixer le niveau de l'amputation dans tous les cas que les téguments sont toujours un miroir infidèle de l'étendue et de la profondeur de la gangrène. Même dans les cas où la gangrène semble n'atteindre que la partie moyenne de lajambe, il faut amputer la cuisse au tiers inférieur ou au tiers moyen. Dans aucun cas, on ne suturera les lambeaux. On se trouvera bien de placer des fils d'attente, noués lâchement sur une compresse imbibée d'éther iodoformé.

L'amputation étant pratiquée, sans garrot (un aide fait la compression des vaisseaux fémoraux), aussi rapidement que possible, on examinera l'état des masses musculaires, on fera des débridements pour mettre à nu les fusées purulentes toujours possibles. On terminera par une injection intraveineuse dans la veine fémorale de sérum chaud à 38° ou 40° (1 litre, 1 litre $\frac{1}{2}$, additionné de caféine (0,50 cgrs à 0,75 cgrs) ou d'adrénaline (1 milligrame). Le blessé, ramené dans son lit, sera réchauffé et traité au point de vue du shok par les moyens habituels.

Les troubles trophiques et vaso-moteurs consécutifs à la ligature (raideurs musculaires, atrophie musculaire, refroidissement facile des extrémités, incapacité fonctionnelle transitoire) seront traités par les enveloppements ouatés, les massages, la mobilisation active des articulations du cou-de-pied et du genou, et surtout les bains d'air chaud.

RÉSULTATS OPÉRATOIRES (après la ligature)

Les statistiques classiques établissaient avant la guerre, que la gangrène ischémique survenait dans une proportion variant de 35 à 55 p. 100.

SENCERT, sur 6 ligatures de la poplitée pour plaie large ou hématome peu volumineux a observé 1 cas de gangrène de la jambe. Sur 5 ligatures pour volumineux hématome 2 fois la gangrène.

MAKINS a vu 8 fois la gangrène survenir dans 9 cas d'hématome artériel volumineux.

De ces deux statistiques ressort l'importance du rôle joué par l'hématome dans le développement de la gangrène.

SOUBBOTITCH, sur 7 ligatures pour hématome poplité a observé 2 gangrènes.

MOCQUOT et FEY rapportent 9 cas de lésions de l'artère poplitée avec ligature donnant 3 évolutions sans complications et 6 amputations (5 de cuisse, 1 de jambe) ; 1 amputation faite d'emblée, 2 autres le lendemain de la blessure pour gangrène gazeuze, 2 autres le surlendemain de pour la gangrène ischémique avec signes d'infection gazeuse, 1 enfin le huitième jour pour gangrène ischémique. Trois de ces amputations furent suivies de mort, 1 par hémorragie secondaire, 1 par embolie, 1 par septicémie.

STATISTIQUE PERSONNELLE (11 cas)

7 lésions artère et veine. Ligature.

   3 guérisons sans trouble.

   1 guérison avec quelques troubles moteurs et sensitifs.

   2 gangrènes gazeuses.   3 amputations avec

   1 gangrène ischémique.   1 mort par shok.

4 lésions artère seule.

3 guérisons avec troubles de la motilité et troubles trophiques.

1 gangrène ischémique avec mort par ictère grave.

Au total : après ligature de la poplitée :

Grangrène gazeuse, 18 %.

Gangrène ischémique, 18 %.

Mortalité, 18 %.

La ligature de l'artère poplitée que nous avons toujours pratiquée pour le traitement des lésions de ce vaisseau, sans mériter la mauvaise réputation d'autrefois, expose le membre à la nécrobiose et facilite le développement de la gangrène gazeuze. De plus, l'absence de gangrène n'implique pas la guérison intégrale observée cependant par nous 3 fois sur 11 cas, c'est-à-dire dans 27 % des cas.

Il est évident que la ligature systématique supprime de parti-pris tout espoir de rétablissement de la circulation du vaisseau lésé. Aussi, beaucoup de chirurgiens se sont ingéniés à trouver une intervention meilleure qui permit d'agir directement sur la cause de l'arrêt circulatoire et de rendre au sang les voies qui lui sont fermées.

Ces méthodes de traitement sont la *suture vasculaire* *l'intubation artérielle* et la *greffe vasculaire*.

Si nous avons préconisé et défendu dans tous nos cas la ligature de la poplitée, c'est que, le plus souvent, on est forcé de subordonner l'indication chirurgicale aux possibilités cliniques devant lesquelles on se trouve. Il faut aller vite, dans la plupart des cas, diminuer le shok opératoire et limiter l'intervention à la résistance du blessé anémié ou shoké, toujours fragile. D'autre part, les lésions anatomiques de la poplitée que nous avons observées ne nous ont jamais parues justiciables d'un autre traitement que la ligature.

Le traitement idéal consiste évidemment à assurer l'hémostase tout en conservant la perméabilité du vaisseau : la suture réalise ces deux buts. Elle peut être latérale, ou ciculaire après résection plus ou moins étendue du vaisseau lésé.

Théoriquement, la suture vasculaire paraît une opération relativement facile, sûre, sans danger. La suture de la poplitée paraît aisée chaque fois que le vaisseau, rendu exsangue par une sûre hémostase préventive, est bien préparé, isolé, mobilisé. Pratiquement, les conditions optima de la suture de la poplitée sont rarement réalisées.

La restitution ad integrum exige, après la suture d'une part, l'évolution aseptique de la suture et, d'autre part, l'absence de lésions de l'endartère provoquant la thrombose.

Si l'évolution aseptique de la suture peut être obtenue par l'épluchage chirurgical de la plaie, par une intervention large et désinfectante, du moins l'existence de lésions d'endartérite, de contusion artérielle sont un obstacle sérieux à l'évolution normale de la suture. Qu'il s'agisse d'une plaie latérale suturée, ou d'une plaie contuse réséquée et suturée circulairement bout à bout, l'insuccès, par thrombose et oblitération sera fréquent. Bien plus, des embolies parties du thrombus iront provoquer, en des points variables, des gangrènes limitées et assombriront le pronostic. La plaie latérale, avant d'être suturée, sera traitée comme une plaie des parties molles, c'est-à-dire épluchée, réséquée. Souvent l'avivement dépassera la moitié du vaisseau et ne permettra plus la suture latérale.

S'il s'agit d'une section totale, ou d'une déchirure très étendue, si la perte de substance atteint 3 cms, la suture circulaire, après avivement et résection artérielle, n'est plus possible.

Donc, les lésions de contusion des plaies artérielles limitent les indications de la suture, qui est rarement réalisable dans de bonnes conditions. Nous n'avons personnellement jamais pu pratiquer de suture de la poplitée.

A l'avant, nous n'avons pas eu à hésiter entre la ligature toujours possible, rapidement réalisable et la suture opération minutieuse, rarement indiquée. D'ailleurs, le nombre des sutures de la poplitée pour plaies de guerre est limité : les résultats ont été variables. Pauchet, pour un hématome diffus poplité a fait une suture latérale de l'artère dont la blessure avait les dimensions d'une lentille. Soubbotich a suturé 3 plais latérales de la poplitée, avec un échec, une mort et un résultat inconnu. Lenormant a signalé un cas de suture latérale de la poplitée qui n'a pas évité la gangrène et l'amputation : Imbert, Fiolle et Princeteau ont relaté des faits semblables. Alary a rapporté, en 1918, (Soc. de Chirurgie de Paris), un résultat heureux de suture latérale de la poplitée pour une perforation lenticulaire de 3 mm. de diamètre, avec des suites opératoires simples, sans aucun trouble marqué de la circulation artérielle. Les cas de Chytro, Maurer et Cléret, rapportent des sutures de la poplitée avec succès.

Avant la guerre, les statistiques de suture étaient pauvres : Monod et Vanverts rapportent 13 cas de suture de la poplitée, 9 latérales et 4 circulaires; 3 fois seulement elles ont été faites pour des plaies. Les autres sutures se rapportaient à des cures d'anévrysme.

Quelle conclusion tirer de ces faits, pour mettre au point la valeur et les indications de la suture ?

Lepars et P. Delbet qu'on ne saurait soupçonner de partialité ni taxer de timidité, à propos de la chirurgie artérielle, constatent que les indications de la suture pour plaies de guerre sont limitées et reconnaissent, dans la plupart des cas, la supériorité de la ligature sûre et rapide.

La difficulté d'extérioriser une plaie de la poplitée, aux fins de suture, la gêne éprouvée pour opérer au fond du creux poplité dont l'abord est rendu difficile par la contusion des muscles, l'infiltration hématique qui confond tous les plans dans une teinte uniforme sont pour la suture des contre-indications opératoires qu'on rencontre trop souvent. La suture dont la valeur est incontestable, puisqu'elle réalise les meilleures conditions de guérison anatomique et fonctionnelle, est recommandable pour les blessures de la poplitée de petites dimensions, régulières par instrument tranchant ou piquant, par balle et c'est alors dans la pratique de la chirurgie civile qu'elle rencontrera ses indications les plus immédiates (plaies régulières de la poplitée, anévrysmes poplités).

Toutes les fois qu'on aura pu tenter la suture, il conviendra de vérifier l'état de la circulation périphérique du membre inférieur, soit par le procédé de l'oscillomètre, soit par le procédé simple de Quénu qui a proposé de mettre à nu la pédieuse pour y constater la persitsance des battements.

La circulation qui se rétablit immédiatement après la suture poplitée peut être temporaire : mais, qu'il soit définitif ou temporaire, le maintien de la circulation pendant un certain temps à l'avantage de mettre le membre à l'abri des accidents dûs à la suppression brusque du courant sanguin et de permettre à la circulation collatérale de s'établir progressivement, en assurant une nutrition suffisante du membre inférieur.

C'est là, d'ailleurs le but recherché par une autre méthode, celle de l'*intubation* artérielle préconisée par Tuffier. Le principe de la méthode remonte à Vicq d'Azir (1770), qui entourait les artères blessées d'un tuyau de plume d'oie, fendu longitudinalement, pour arrêter les hémorragies sans interrompre la circulation. Les expériences tentées sur des animaux n'eurent aucun succès. Le tubage artériel a l'avantage de pouvoir être réalisé rapidement, d'être appliqué même dans des lésions étendues de la poplitée, avec des pertes de substance considérables et il répond à cette indication d'assurer le passage du sang dans le tronc poplité jusqu'à l'adaptation du membre à une circulation réduite qui prépare la ligature définitive. Nous n'avons jamais eu l'occasion d'appliquer ce procédé qui est séduisant, faute de matériel. Dans l'armée anglaise, il a été employé deux fois pour des blessures de la poplitée avec de bons résultats. Gatellier, en 1917, eut recours à l'intubation chez un blessé atteint de plaie haute de la poplitée avec ischémie de la jambe et menace de mortification rapide et obtint un succès avec rétablissement de la circulation en quatre heures. Jeanneney rapporte dans sa thèse deux observations de plaies de la poplitée traitées par l'intubation, non suivies de succès : dans un cas, la mort survint par gangrène gazeuse ; dans l'autre, l'évolution a été troublée par l'apparition d'une arthrite suppurée du genou qui a compromis le résultat et a entraîné une amputation de cuisse.

Après l'intubation, comme après la suture, on vérifiera à l'oscillomètre la circulation du membre et on saisira avec précision le moment opportun pour la ligature (Jeanneney).

L'intubation artérielle, dont nous n'avons d'ailleurs pas l'expérience, nous paraît devoir être seulement appliquée aux plaies récentes de la poplitée et surtout aux plaies artérielles, non compliquées de délabrements des parties molles et dans lesquelles l'excision des parties contuses et infectées permet d'espérer une évolution aseptique. Cette méthode s'appliquera donc de préférence aux blessures de la poplitée, de la pratique civile.

En terminant, nous ne pouvons que faire allusion à un mode de traitement : la greffe vasculaire. Cette méthode idéale qui permettrait de rétablir la continuité du vaisseau et d'assurer à son intérieur une circulation normale n'a pas été appliquée, à notre connaissance, aux plaies de la poplitée. Des expériences récentes in anima vili de Nageotte et Sencert qui ont pu greffer des segments d'artères mortes sont encourageantes. L'avenir jugera la méthode. Pour les plaies de guerre de la poplitée, la greffe vasculaire, d'exécution toujours délicate, en milieu presque toujours septique, nous paraît avoir des indications exceptionnelles.

Pour résumer les indications des diverses méthodes de traitement des plaies de guerre de la poplitée, nous dirons que la ligature apparaît le plus souvent comme une nécessité, sinon comme le traitement de choix. Elle constitue le mode d'hémostase le plus simple, le plus rapide, souvent le seul possible. L'intubation, la suture vasculaire ont des indications limitées et subordonnées aux possibilités cliniques.

OBSERVATIONS PERSONNELLES

OBSERVATION I

BRETAUDEAU Pierre, blessé à S... le 4 mars 1918, opéré à la 26ᵉ heure. Plaie par balle creux poplité gauche tangentielle, orifices punctiformes, absence de pouls tibial et pédieux, saillie extrèmement
tendue du creux poplité sans battement. *Intervention* chlorure
d'éthyle, recherche de précaution de la fémorale à l'anneau et hémostase provisoire avec fil de suspension ouverture du creux poplité rempli de caillots on trouve une *plaie latérale de l'artère poplitée* au-dessous des jumelles, ligature en tissu sain des deux bouts
rien à la veine aucune suture. Le lendemain, mollet extrèmement
tendu, orteils violets 40° refroidissement du membre. Le soir, *gangrène humide*, amputation de cuisse tiers inférieur, lambeaux
ouverts, chlorure d'éthyle, choc opératoire, *mort 2 jours après
avec ictère.*

OBSERVATION II

DUBOIS Charles, blessé le 9 mars 1918, opéré à la vingt-quatrième
heure, plaie par éclat de grenade des deux membres inférieurs.
1° Jambe gauche plaie superficielle très superficielle, pas d'intervention ; 2° jambe droite, plaies multiples également superficielles,
sauf une à bords noirâtres, par où sortent de gros caillots noirs
dimensions d'une pièce de cinq francs. *Sous chlorure d'éthyle* puis
chloroforme, débridement de cette plaie suivant l'axe du membre
ligaturé d'artère et veine poplitée détruites sur une longueur de
deux centimètres, petite plaie latérale du sciatique, l'artère et la
veine on été sectionnés au dessous du pli articulaire. Nettoyage
au permanganate le lendemain, gangrène gazeuse membre froid,
amputation tiers inférieur de cuisse sous chlorure d'éthyle. Evacué le 15 mars en voie de *guérison.*

OBSERVATION III

Paul MARTY, 16ᵉ section d'infirmiers, blessé le 23 septembre 1918.
Plaie par éclat d'obus du creux poplité droit datant de la veille,
gros hématome articulaire non pulsatile, pas de souffle, pas de battement, pas d'expansion, pas de refroidissement, mais gonflement

du pied et de la jambe, *intervention chlorure d'éthyle*, recherche
de la fémorale à l'anneau que l'on coude sur un fil. Débridement
large de la plaie, insertion des jumeaux très contuse, débridement,
extraction du projectile au contact des deux vaisseaux qui portent
chacun une plaie tengentielle, les deux artères jumelles ont été
sectionnées, *ligatures* de celles-ci et de l'artère et de la veine
poplité, nettoyage au permanganate, *aucun trouble circulatoires*,
évacué six jours après l'entrée, en bon état.

OBSERVATION IV

Sicard Auguste, 53ᵉ d'infanterie, blessé le 25 septembre 1918, pe
tite plaie par éclat d'obus, cuisse gauche, datant de dix heures,
cuisse très tendue, sans battement, sans expansion, mais disparition des deux pouls tibiaux, légère coloration violacée des membres au-dessous. *Intervention* chlorure d'éthyle, puis chloroforme.
Incision large, on trouve un hématome sous le couturier, destruc
tion de l'anneau du troisième adducteur et du canal de Hunter.
En extrayant des caillots d'hématomes jets artériels et veineux des
vaisseaux poplités à leur origine. *Ligature des quatre bouts* dans
la plaie, petit projectile enlevé au contact de l'os, lavage de la
plaie à l'eau de « Labaraque » faible, pas de suture mèche, gros
choc opératoire, suites excellentes. Evacué cinq jours après l'entrée
en très bon état, *aucun trouble du membre inférieur*.

OBSERVATION V

Vanicotte, 53ᵉ d'infanterie, blessé le 8 octobre, plaie par éclat
d'obus du genou gauche, postéro interne signe d'un anévrisme
artério veineux du creux poplité classique avec disparition des
pouls tibiaux projectiles non inclus. *Anesthésie* chloroforme, hémostase provisoire à l'aide d'un fil d'attente sur la fémorale à
l'anneau, ouverture du foyer poplité où ont disparu les signes
d'anévrisme, débridement large, évacuation des caillots, plaie de
l'artère minuscule et large de la veine, *ligature* des quatre bouts
au-dessous du pli articulaire de genou, lavage au permanganate,
tamponnement léger, le membre reste chaud et bien irrigué jusqu'à
l'évacuation huit jours après l'entrée. *Guérison*.

OBSERVATION VI

Dechamboux Pierre, entré le 27 septembre 1918, plaie par balle de
région poplitée gauche avec tous les signes de l'anévrisme classique avec thrill. Intervention chloroforme, recherche de la fémorale à l'anneau avec hémostase provisoire par un fil d'attente, in
cision médiane de tout creux poplité, muscles intacts, gros caillots

dans le tissu cellulaire, *ligature de l'artère poplité*, complètement sectionnée et ne saignant pas, à deux travers de doigt au-dessus de l'interligne du genou, fermeture partielle après nettoyage au permanganate, œdème léger du membre inférieur, motilité très diminuée pendant les jours suivants. *Évacué sans autres troubles* le 5 octobre.

Extraction d'une balle fichée dans le condyle externe, nettoyage de la cavité à la curette.

OBSERVATION VII

Husson, blessé le 24 octobre 1918, petite plaie par éclat d'obus partie supérieure du losange poplité. Gonflement et tension assez importante de la région sans battement, sans extension ni rougeur, disparition des pouls tibiaux, intervention chlorure d'éthyle puis chloroforme, recherche de la fémorale à l'anneau hémostase provisoire avec un fil, sous l'artère incision dans l'axe du membre avec débridement large, hématome volumineux, puis caillots libérés. L'artère poplitée saigne abondamment, les deux bouts déchiquetés se déchirent sous la pince, la *ligature* en tissu sain se trouve près de l'anneau du troisième adducteur pas de fermeture, lavage au permanganate, drainage, œdème du membre assez important, pas d'autres troubles circulatoires. *Évacué en bon état* le 4 novembre.

OBSERVATION VIII

Lecomte Roger, 107ᶜ R. A. L., 54ᵉ batterie, blessé à Verdun le 28 janvier 1919, à treize heures, par éclat de grenade (accident).

Diagnostic. — 1° Séton partie moyenne face supérieure mollet droit. 2° Plaie pénétrante partie inférieure et externe creux poplité droit.

Arrivé avec un garrot. Etat de Shok marqué. Inquiétude faciès griffé. Algidité. Pouls petit à 110.

Pas de pouls à la pédieuse ni à la tibiale postérieure.

Intervention. — Trois heures après la blessure, après réchauffement du blessé et traitement du Shok.

1° Large débridement du mollet après excision des orifices d'entrée et de sortie. Vérification des vaisseaux tibiaux postérieurs et péroniers intacts. Large séton des jumeaux, infiltrés de sang, attritionnés. Epluchage. Evacuation à l'hématome. Ecouvillonnage à l'éther, mèches mencières peu tassées.

2° Excision orifice d'entrée creux poplité droit. Débridement large. Gros éclat (deux centimètres de large sur trois de long) profondément situé à la partie supérieure du creux poplité, ayant sectionné l'artère poplitée sur trois centimètres de sa longueur et contre laquelle le projectile est plaqué fait une plaie latérale de la veine poplitée et coupé les articulaires supérieures.

Le projectile a fait l'hémostase. Le creux poplité présente peu de caillots libres. L'artère poplitée donne un jet de sang du moment de l'extraction du projectile.

Les nerfs sciatiques poplités sont intacts.

Les muscles jumeaux et biceps sont attritionnés.

Ligature de la veine poplitée.

Ligature de l'artère poplitée juste au-dessous de la grande anestomotique. Pas suture, nettoyage à l'éther. Drainage aux mèches imbibées de Mencière.

Le 29. Pansement. Rien d'anormal. Le pied et la jambe sont chauds, mais le pouls n'est perceptible ni à la pédieuse ni à la tibiale postérieure. Le blessé se sent bien.

Le 30. Douleurs dans la jambe qui est en demi flexion accélération marquée du pouls à 156. Température 40°5. Légère dyspnée. Facies terreux. Inquiétude ou loquacité.

Présence de gaz au niveau du mollet, tendu, dur, douloureux, sonore.

INTERVENTION. — A neuf heures (chlorure d'éthyle) larges débridements en côtes de melon du mollet. Pus mêlé de quelques gaz et de débris sphacelés. Pansement au sérum hypertonique à 5 pour 100 50 cc. d'huile camphrée. 500 grammes de sérum glucosé ou 1 milligramme d'adrénaline. Réchauffement, boissons chaudes ; à 17 heures, aucune amélioration. Polypnée. Pouls incomptable, piliforme. La température a baissée à 39°.

Sous rachianesthésie, *amputation de cuisse* circulaire un tiers inférieur, on laisse tout ouvert. Une fusée purulente partie de la portion inférieure du creux poplité et remontant dans la masse des adducteurs est largement débridée. Débridement postérieur de décharge. Pansement à plat au sérum hypertonique.

Examen de la pièce. — Abcès gazeux partant des muscles jumeaux qui sont réduits en bouillie puriforme, d'où la pression fait sourdre des gaz. Un examen direct avait montré, avant l'amputation la présence de perfringens et de pneumocoques.

Les vaisseaux tibiaux postérieurs sont intacts, mais ce qui est à noter particulièrement, c'est qu'ils sont vides de sang, marquant ainsi une circulation collatérale, précaire ou inexistante. Liquide articulaire citrin peu abondant dans le genou.

31. On continue le traitement du shok et de la septicemie.

500 grammes de sérum glucosé, 1 milligramme d'adrénaline.

50 cc. huile camphrée, réchauffement.

Après une amélioration passagère, avec un pouls redevenu perceptible et bien frappé à 150, la situation du blessé devient précaire : agitation, délire, température 40°3, vomissement de facheuse augure.

Mort par septicémie

OBSERVATION IX

Hamar ben Mohamed, 8° tirailleurs, blessé le 28 mars 1918 devant Noyon, opéré douze heures après la blessure.

Plaies multiples, membre inférieur gauche par éclat d'obus, trois plaies à la face interne de la cuisse, une étant très près de l'anneau du troisième adducteur. Plaies multiples du mollet. Shok, anémie. Pas de pouls à la tibiale.

Intervention. — Anesthésie intermittente à l'éther. Epluchage chirurgical des plaies. Evacuation par débridement large d'un volumineux hématome de la cuisse qui paraît, au premier examen, expliquer la compression de la fémorale et l'absence consécutive de battements perceptibles à la tibiale. Pas de lésions vasculaires du mollet.

L'exploration après l'épluchage de la plaie inférieure, au niveau de l'anneau de l'adducteur conduit dans le creux poplité on débride plus largement en bas, dans le sens du grand axe du creux poplité, on trouve alors une large déchirure de l'artère poplitée et une petite plaie de la veine. Il n'y a aucun hématome.

Ligature de l'artère et de la veine poplitée près de l'anneau de l'adducteur, au-dessous de la grande anastomotique qu'on distingue bien.

Traitement du Shok.

Vingt-quatre heures après, gangrène ischémique de la jambe gauche.

Rachist ovaïnisation. *Amputation cuisse au tiers inférieur.* Injection deux litres de sérum chaud à 50° dans la veine fémorale.

Guérison.

OBSERVATION X

S....... Jean, blessé le 20 août 1917 devant Verdun, opéré le même jour, huit heures après la blessure à l'H. O. E. de V...

Plaie pénétrante creux poplité gauche, partie moyenne par éclats d'obus.

Intervention. — Anesthésie éther. Excision orifice d'entrée exactement sur la ligne médiane, au milieu du creux poplité. Le projectile a passé entre les deux jumeaux et est profondément situé, au contact du ligament postérieur de l'articulation du genou. *Volumineux* hématome sans battements. Pas de pouls perceptible à la tibiale postérieure ni à la pédieuse. Shok et anémie.

On éprouve de grosses difficultés opératoires, dues à l'infiltration hématique des muscles jumeaux et biceps. On travaille au fond d'un puits continuellement rempli de sang. Compression digitale de la fémorale.

L'artère et la veine poplitée sont sectionnées à l'emporte-pièce par un gros projectile cubique et présentent une perte de substance de 2 cms 5 environ. Extraction du projectile. *Quadruple ligature* (artère et veine) à la partie moyenne du creux poplité. **Pas de lé-**sion collatérales.

Tamponnement à l'éther et évacuation minutieuse de l'héma-tome. Pas de suture. Drainage.

Suites opératoires. Membre élevé, réchauffé. Traitement du shok et de l'anémie par les moyens habituels.

Aucun trouble ischémique. Gêne assez marquée des mouvements de la jambe et du pied. Le blessé partiellement impotent conserve, pendant les dix jours d'hospitalisation où on peut le suivre, une demi-flexion permanente de la jambe sur la cuisse et accuse des fourmillements dans le mollet.

Evacué brusquement à cause des bombardements par avions n'a pas donné de ses nouvelles.

OBSERVATION XI

B..... Jean. Blessé le 26 juillet 1918, opéré douze heures après la blessure. Deux plaies pénétrantes par éclats d'obus région posté-rieure et inférieure cuisse gauche. La plaie inférieure est située à la partie supérieure du creux poplité. Pas de pouls à la tibiale ou à la pédieuse. Blessé non shoké.

INTERVENTION. — Anesthésie à l'éther. Blessé en position ventrale.

Excision des orifices d'entrée et de sortie. Hématome diffus des muscles de la partie interne de la cuisse. Débridement large. On explose la fémorale à l'anneau, soupçonnant sa lésion. On prolon-ge l'incision de débridement en suivant le bord du demi-membra-neux jusqu'au creux poplité pour vérifier l'artère poplitée. On la trouve déchirée sur une étendue de un centimètre environ et sur un tiers de la circonférence. Elle est déchiquetée et ne saigne pas. *Rien à la veine.* Pas de lésion des collatérales.

Ligature de l'artère poplitée immédiatement au-dessous de la grande anastomotique on lie les deux bouts. Nettoyage à l'éther quelques points de rapprochement aux deux extrémités des plaies de débridement.

Drainage à la mèche imbibée de liquide mencière.

Suites opératoires. On surveille attentivement le membre blessé. Il reste froid pendant douze heures, puis se réchauffe peu à peu. L'impotence fonctionnelle est à peu près absolue et le blessé, quoique ne souffrant pas éprouve par intermittence des fourmil-lements douloureux dans la jambe.

Le pouls ne reparait pas à la tibiale postérieure. La jambe reste en demi-flexion sur la cuisse.

Pendant quinze jours cette attitude persiste. Elle disparait peu à peu et s'améliore avec la bonne volonté du blessé qui finit par étendre correctement la jambe sur la cuisse. les téguments de la jambe sont vernissés, luisants : leur aspect rappelle celui du glossy skin. On note quelques placards violacés, mais sans aucune menace de gangrène. Le membre est redevenu chaud. Il persiste une légère impotence fonctionnelle des petits mouvements des orteils qui se fléchissent mal et avec lenteur. Les ongles sont épaissis et striés dans le sens transversal.

La plaie opératoire guérit en vingt-cinq jours, sans incident, sans température à la fin du séjour à l'ambulance, le blessé est guéri : les téguments de sa jambe desquament, les troubles trophiques persistent, mais semblent entrer dans la voie de l'amélioration.

OBSERVATIONS

OBSERVATION I
(LEFORT, Bull. Soc. Chir., Paris 1869)

Plaie de l'artère poplitée à son origine. Ligature des deux bouts.
Phlegmon diffus consécutif de la cuisse. Mort. Autopsie.

M. Le Fort communique cette observation au nom de M. Ch.
Laurent, interne des hôpitaux.

Il s'agit d'une petite fille de huit ans qui, le 29 septembre 1869
est entrée à Lariboisière, dans le service de M. Verneuil.

Deux heures avant son entrée dans les salles, elle s'était donné
un coup de couteau à la cuisse, qui fut suivi, au dire des parents,
de l'effusion de grande quantité de sang. L'hémorragie s'arrêta à
l'aide d'une compression directe. et au moment de l'examen, la
jeune fille ne perd plus son sang. On constate chez elle l'existence
d'une plaie linéaire de un centimètre de long, située à la partie
antéro interne de la cuisse, vers la jonction du tiers moyen avec
le tiers supérieur..

Vu l'absence d'hémorragie, de gonflement notable et de battement
on se borne à prescrire le repos et des compresses humides.

Le premier octobre au soir, hémorragie brusque et abondante
par jet saccadé, qu'on évalue à cinq ou six cents grammes. On
l'arrête en appliquant sur la plaie, remettant pour le lendemain
matin, 2 octobre, la ligature du vaisseau.

M. Verneuil, après avoir agrandi la plaie, pratique la ligature
des deux bouts. L'opération, d'une exécution très pénible, n'a pas
durée moins de quarante minutes, et a exigé des débridements
assez grands. Le sang provenait manifestement du bout inférieur
de l'artère, qui n'a pu être lié que médiatement et en comprenant
dans l'anse du fil la veine. On est allé à la recherche du bout supérieur, qui fut lié à son tour, en ouvrant l'anneau du troisième
adducteur, ne pouvant pas saisir convenablement ce bout dans la
plaie.

Le 4 octobre il survient du délire, une fièvre très violente, avec
tous les signes d'un phlegmon diffus grave.

Les jours suivants, le phlegmon devient gangréneux.

Le onzième jour, la ligature du bout inférieur tombe. L'état ataxoadynamique se prononce de plus en plus, et le 16 octobre, la jeune fille succombe dans la soirée.

AUTOPSIE. — La cuisse est infiltrée de pus et de gaz ; les muscles sont détruits et remplacés par une bouillie grisâtre, infecte, où l'on reconnaît encore quelques fibres musculaires. La peau est sphacelée dans presque toute son étendue. Le périoste et le fémur sont intacts.

L'articulation renferme un peu de sériosité louche, avec injection légère de la synoviale.

Les deux bouts de l'artère sont distants de dix centimètres.

L'oblitération est parfaite. Dans le bout supérieur, petit caillot très adhérent aux parois artérielles. La première collatérale est à dix millimètres de la ligature ; dans le bout inférieur elle est à treize millimètres.

La veine poplitée est coupée et les deux bouts ne sont pas éloignés l'un de l'autre. Dans le bout inférieur, adhérent à l'artère, et dont les parois sont épaissies et indurées, se trouve un caillot mou, diffluent. Le bout supérieur est libre jusqu'à l'aine, et ne renferme pas de pus. La veine iliaque est saine.

Ni le foie, ni le poumon, ni aucune grande articulation ne renferment de pus, seulement le foie présente une dégénérescence graisseuse très avancée, les cellules hépatiques renferment des granulations qui les distendent et qui les distinguent et qui se dissolvent dans l'éther.

OBSERVATION II

Balle dans le creux poplité, hémorragie dix jours après par l'artère poplitée. Amputation de cuisse avec anesthésie incomplète. Mort sur la table d'opération (Com. par M. le Dr Motet).
In thèse Vincent Th. d'agrégation 1878, Paris.

Il s'agit d'un employé du télégraphe qui fuyant à toutes jambes devant des communards, reçut par ricochet une balle qui le frappa au creux poplité droit. Le projectile ne pénétra pas mais au bout de dix jours, un eschare se détacha et au milieu de la nuit, l'artère poplitée s'ouvrit ; une hémorrhagie dont on s'aperçut immédiatement se déclara. Il fallu faire la ligature de la fémorale au tiers inférieur. La circulation ne se rétablit pas, *l'amputation* devint nécessaire.

Le chloroforme fut administré avec une extrême prudence, l'anesthésie resta incomplète, ce qui n'empêcha pas le malade de succomber avant la fin du pansement. Les conditions dans lesquelles l'amputation de la cuisse furent faites étaient déplorables, le malade était épuisé, démoralisé, il n'était pas possible pourtant de ne pas opérer, la jambe se sphacélait.

Il s'agit d'un cas d'hémorragie retardée par chute d'une escarre (hémorragie du quinzième jour signalée par M. Vallas).

OBSERVATION III
De KORTE (rapportée par MONOD et VAUVERTS)

Plaie par coup de couteau de l'artère et de la veine poplité.
Traitement, huit jours après. Incision hémétome. *Suture* séparée
orifices artère et veine. *Guérison.* Persistance du pouls.

OBSERVATION IV
De Le Fort (Bull. et Mém. Soc. Chir. 1903)

Plaie latérale artère poplitée par balle.
Traitement deux jours après, incision de l'hématome, suture
après avivement d'un orifice qu'on croit artériel et qui intéresse
en réalité l'artère, la gaine et la veine.
Suites simples, mais développement d'un anévrisme, artério
veineux, dix jours après la première opération, incision de l'anévrysme et *quadruple ligature* en haut de l'orifice supérieur du
canal de Hunter et en bas au niveau de l'anneau du soléaire. On
constate que les sutures de la première opération ont bien tenu,
que l'artère est perméable et que l'anévrysme s'est développé au
niveau d'une cicatrice due à une deuxième perforation produite
par la balle, méconnue lors de la première opération.
Guérison.

OBSERVATION V
De ARAPOR (rapportée par MONOD et VAUVERTS)

Plaie de l'artère poplité par balle. Infection.
Traitement. 1° douze jours après la blessure, incision, drainage.
2° quinze jours après hémorragie violente. Débridement de la
plaie ablation de la balle. Résection entre deux ligatures de l'artè-
re perforée.
Deux jours après cette opération, gangrène, ischémique.
Amputation cuisse un tiers moyen.
Guérison.

OBSERVATION VI
Docteur PRINCETEAU, 22° Congrès Chirurgie, 1909

Suture artère et veine poplitée. Gangrène gazeuse. Amputation
cuisse. *Guérison.*
L'A rapporte le cas d'un enfant de douze ans qui avait reçu à
quelque mètres de distance un coup de fusil chargé à plomb nu-
méro huit.
A son arrivée à l'hôpital, l'enfant ne présentait plus de battements ni à la tibiale postérieure, ni à la pédieuse.

Après nettoyage chirurgical de la plaie, L'A constate une brèche longitudinale de l'artère et de la veine poplitées, expression des caillots des deux vaisseaux, suture en surjet sur chacun des vaisseaux avec un fil de soie double O : retour des battements au niveau de l'artère suturée et au niveau de la pédieuse. Le soir même, le blessé souffre beaucoup de la jambe, membre refroidi, pas de pouls à la pédieuse, gaz autour de la plaie et dans la jambe, température 39°5. *Amputation de cuisse au tiers supérieur. Guérison.* La suture était bien étanche, mais les thrombus s'étaient reproduits, favorisant l'apparition de la gangrène gazeues.

OBSERVATION VII

Paralysie ischémique du membre inférieur par ligature de l'artère poplitée.

Par Tinel. Soc. neurologie, 15 avril 1915.

YVES P...., 25 ans, blessé le 22 août 1914, par balle au creux poplité droit : apparition d'un hématome pulsatile pour lequel on a pratiqué à la fin de septembre 1914 la ligature de la poplitée.,

Il y avait déjà avant l'opération des troubles paralytiques qui se sont accentués après la ligature, rappelant la paralysie du sciatique poplité externe.

Troubles trophiques et vaso-moteurs marqués : jambe amaigrie, froide, cyanosée. Les troubles prédominent au pied : deux ulcérations à la malléole externe et au talon. Etat lisse de la peau ; œdème dur du pied et de la partie inférieure de la jambe, desquamation cutavée, hypertrichose.

Troubles moteurs : à première vue, paralysie complète des muscles de la jambe et du pied ; aucun mouvement n'est possible. En insistant, on note d'imperceptibles mouvements d'extension, de flexion du pied et des orteils. On a plutôt l'impression d'une immobilisation musculaire que d'une paralysie vraie. On sent les muscles durs, non douloureux, de consistance ligneuse, ne se prêtent pas aux mouvements passifs.

Réflexes : Réflexe achilléen aboli en apparence. En insistant, on obtient une ébauche des mouvements du pied par contraction des jumeaux.

Réflexe plantaire aboli par immobilisation musculaire et anesthésie plantaire.

Troubles de la sensibilité. — Douleurs spontanées, vives, localisées dans le pied au niveau des orteils indolores cependant. Les troubles de la sensibilité objective ne correspondent à aucune topographie nerveuse. Ils sont à peu près superposés aux troubles trophiques cutanés. Dissociation remarquable entre la sensibilité profonde et superficielle. Au pied, anesthésie superficielle à peu près complète. Les sensibilités profondes à la pression, sensibilité osseuse articulaire sont simplement diminuées, Elles sont beaucoup moins touchées dans ce cas que dans les anesthésies par section nerveuse.

Etat des artères. — On peut éliminer le diagnostic de lésion nerveuse : aucune topographie nerveuse, ni musculaire, ni sensitive ; troubles trophiques et vaso-moteurs, particulièrement marqués à l'extrémité du membre ; consistance ligneuse des muscles de la jambe. Il s'agit d'une paralysie ischémique. On perçoit difficilement quelques battements à la tibiale postérieure et à la pédieuse.

Au Pachon : jambe droite P.Mx = 13 ; 18 du côté opposé. P.Mn. = 10 des deux côtés.

Réaction électrique : les nerfs S. P. I. et S. P. E. sont inexcitables au courant paradique et salvanique.

Les muscles de la jambe sont inextricables au paradique.

Les muscles de la région antéro-externe sont bien inexcitables au galvanique à 25 milliampères sur le point d'élection ; mais l'excitation longitudinale vers 20 milliampères détermine quelques contraction assez vives de l'extenseur commun des orteils.

Le jumeau interne se contracte au galvanique vers 10-12 milliampères, le pruneau externe vers 20-25 milliampères. Ces contractions sont faibles, mais plus fortes au pôle négatif.

Le diagnostic de paralysie ischémique s'est trouvé confirmé par la rapidité de l'amélioration obtenue. Par l'application d'une botte ouaté, de bains chauds, par le massage, amélioration en trois semaines. Quelques mouvements réapparaissent, les troubles trophiques et vaso-moteurs ont diminué considérablement, la sensibilité reparaît progressivement.

OBSERVATION VIII
GATELLIER, *Soc. Chir.* 1918 (Intubation)

D..., blessé, le 2 novembre 1917, à 19 heures, par éclats de grenade, arrivé à l'ambulance à 23 heures. Plaies multiples. Etat de choc marqué. Huile camphrée, bains de lumière électrique, position déclive, etc...

Le matin 18, le blessé étant remonté, le pouls étant devenu perceptible, on se décide à l'opérer. Ethérisation. Esquillectomie d'une fracture des deux os de l'avant-bras. Extraction d'un projectile de la face intéro-externe de la cuisse gauche.

Au niveau du canal de Hunter, vers son extrémité inférieure, existe une petite plaie. Tout membre inférieur, à partir du genou, est livide et cireux ; il existe quelques taches violacées, notamment au niveau de la face plantaire des orteils et de la malléole péronière. Anesthésie du pied. Pas de battements de la pédieuse ni à la tibiale postérieure ; pas d'oscillation au Pachon (alors qu'à droite, la tension maxima est de 14).

Une radioscopie rapide a montré le projectile situé à la partie inférieure du losage poplité, dans l'axe antéro-postérieur passant par la tubérosité antérieure du tibia.

Le diagnostic de lésion de l'artère fémorale, ou de lésion poplitée haute, est porté.

Compression digitale de la fémorale à la racine de la cuisse. Longue incision parallèle à la patte d'oie, la jambe étant en flexion sur la cuisse, et le genou porté en dehors. De cette façon, le creux poplité est largement exposé, ainsi que la terminaison du canal Hunter. On trouve un caillot considérable, qui est soigneusement détergé. On tombe ainsi, par cheminement progressif, sur une plaie artérielle, à peu près au niveau du grand adducteur. Il s'agit donc d'une lésion poplitée haute. Il existe une grosse perte de substance de la paroi artérielle, qui est arrachée sur la moitié de sa circonférence. Toute tentative de suture serait impossible. On lave la plaie au sérum chaud. Clam artériel en amont. Exérèse musculaire et asepsie du champ de l'intervention. On lave au sérum chaud l'artère, que l'on exprime avec les doigts, afin de s'assurer qu'il n'existe aucun caillot. On introduit alors facilement par la brèche le tube d'argent paraffiné, sur les extrémités duquel on lie l'artère par deux catguts. On ôte le clam artériel. Dans l'instant même, le doigt porté sur la poplitée, à quatre centimètres en aval, perçoit des battements artériels isochrones à ceux de la fémorale. D'ailleurs, ces battements sont très nets, à la simple inspection. Ligature de quelques veines. On laisse revenir les muscles en avant des vaisseaux. Mais vu le retard apporté par la temporisation ; dans la crainte d'une hémorragie secondaire possible, on ne suture pas les plans superficiels. Pansement.

Le blessé a été opéré le 3 novembre, à huit heures ; à treize heures, le même jour, le membre est chaud et rosé : la pression du doigt détermine une tache moins livide que précédemment, qui disparait en dix à douze secondes. On ne perçoit cependant pas les battements de la tibiale postérieure. On ne pousse pas plus avant les investigations. Botte ouatée.

Le lendemain 4 novembre, le membre est nettement chaud. Le blessé remue les orteils qui ont recouvré leur sensibilité ; le fourmillement a disparu. Les téguments ont un aspect presque normal, seules, les faces plantaires des orteils sont un peu violacées, et la tache livide qui se trouvait au niveau de la face externe du péroné, s'est transformée en une plaque (lie de vin) de la taille d'une pièce de cinquante centimes à un franc ; il semble qu'il y ait là un début d'escarre, par ischémie temporaire.

Au Pachon, on trouve des oscillations rythmiques : tension max., 8 ; tension min., 5 (à droite : max., 17 ; min., 10).

Le surlendemain 5, amélioration de tous les symptômes locaux ; tension max. 10, tension min. 5 (à droite : max. 17 ; min. 10).

Le 6 novembre, le membre est chaud, en parfait état, seules les taches violacées de la plante et de la région péronière ont un peu foncé de ton.

Il y a 72 heures que l'intubation a été faite. On espère que le développement de la circulation collatérale a pu s'établir. D'autre part, on craint des accidents par sphacèle des parois artérielles, au niveau des catguts. On décide l'extirpation du tube.

La plaie est du meilleur aspect. On écarte les muscles en voie de cicatrisation. et l'on retrouve le paquet vasculaire en parfait état. Nous vérifions, et faisons vérifier par nos collaborateurs, les battements de la poplitée en aval.

On lie l'artère au-dessous et au-dessus du tube, et on extirpe le tube avec segment de l'artère. On constate alors : 1° que l'artère a parfaitement supporté le tube et les catguts, aucune trace de sphacèle au niveau des strictions ; 2° au niveau des deux tranches de section, l'artère était saine, et aucun caillot n'existait ; 3° le tube de segment artériel a été recueilli dans une compresse. Il laisse échapper quelques gouttes de sang liquide, d'aspect normal. Il est parfaitement perméable, il n'existe aucun caillot.

Lavage de la plaie au sérum chaud, puis à la solution de chlorure de magnésium. Réunion des plans profonds. On laisse encore les plans superficiels non réunis.

L'après-midi de ce jour, tension max. 8 min. 5. Cette chute de 10 à 8 parait imputable à l'extraction du tube, mais

<pre>
Le 7 novembre...... Tension max. : 9   Min. : 5
Le 8 novembre...... Tension max. : 10   Min. : 5
Le 9 novembre...... Tension max. : 10 ½   Min. : 5
Le 10 novembre...... Tension max : 12   Min. : 6
Le 15 novembre...... Tension max. : 13   Min. : 6
</pre>

Le 25 novembre, la jambe a un aspect absolument normal, elle est aussi chaude que du côté droit.

Deux faits à noter : le début d'escarre de la région péronière a rétrocédé. Mais, au niveau de la face plantaire, les téguments des orteils et du talon antérieur sont passés de la teinte violette à la teinte noire, avec induration. L'aspect est celui d'une engelure, d'ailleurs absolument insensible. Deux explications sont possibles : ou bien l'arrêt de la circulation, durant 12 heures, a entrainé des lésions précoces des capillaires, ou bien (et c'est l'hypothèse que nous adoptons) lors de la chasse sanguine, après l'intubation de petits caillots minuscules ont été entrainés et se sont arrêtés dans les capillaires qu'ils ont embolisés.

Le blessé est évacué, le 12 décembre, guéri.

OBSERVATION IX

Th. Jeanneney. Bordeaux 1918-1919 (Intubation)

S. S..., entré dans le service du médecin-major X, 28 mars 1918, avec ligature de la fémorale droite et fracture du fémur par E. O., plaie de la cuisse gauche avec éclat inclus. Blessé shoké.

29 mars. Taches livides face postérieure, jambe droite. Anesthésie du membre gangrèné, aucune oscillation au Pachon, amputation. Deux jours plus tard, le blessé est conduit à la salle d'opération pour extraction de l'éclat inclus dans le membre opposé qui parait œdématié. Extraction de l'éclat fiché dans la poplitée. Par la plaie latérale du vaisseau, un tube paraffiné est placé. Vérification au Pachon, pas d'oscillation. Le tube est néanmoins laissé en place. Les heures suivantes membre œdématié blanc, douloureux : aucune oscillation perceptible. Le lendemain, gangrène gazeuse de la jambe. Etat général grave. Amputation en saucisson. Transfusion. Décès dans la nuit.

La dissection montre un long caillot dans la poplitée, jusqu'au tronc tibio-péronier. Le tube est oblitéré.

OBSERVATION X

Th. JEANNENEY (Bordeaux 1918-1919)

Al. A..., séton face postérieure, région du genou droit, par balle, 26 avril 1918, à l'entrée, pied tuméfié, orteils violacés, mais cnauds. Le blessé dit que son pied est gelé. L'oscillomètre décèle au cou-de-pied des oscillations plus faibles que du côté opposé. Débridement des orifices, gros hématome.

Incision médiane de découverte des vaisseaux. Longue plaie latérale de la poplitée. *Intubation.* Le sang parait passer puisque une éraillure de l'artère donne du sang. Suture de cette éraillure. Immobilisation.

29 avril. Sphacèle limité aux orteils, jambe chaude, souple, normalement colorée. Minuscules oscillations au Pachon. Dakin. Sérum antiperfringens.

3 mai. Plaies désodorisées mais arthrite suppurée du genou, à streptocoques arthrotomie. Mèche éther. Abcès de fixation à la cuisse opposée. En même temps ligature de la poplitée. Le tube, encore tapissé de paraffine contient un minuscule caillot ne l'obstruant pas, œdème du pied, gangrène sèche des orteils. Disparition des oscillations au cou-de-pied. Les heures suivantes délire, épistaxis.

4 mai. Facies terreux, délire. Plaques livides progressant sur la jambe. Aucune oscillation au Pachon. Amputation de cuisse, 14 heures, shok : Mx. 10, min., 5.

Sérum adrénaliné intra-veineux. Huile camphrée. Oxygène. 20 heures, max., 15, min., 7.

8 mai. Etat général sensiblement meilleur. Irrigations au Dakin. Suites bonnes.

Sans l'arthrite suppurée le blessé aurait sans doute conservé son membre jusqu'aux orteils. La compression de la poplitée au-

dessus du tube, comme le recommande Tuffier, n'avait pas été
pratiquée.

Après l'intervention, on doit chaque jour comprimer la poplitée
au-dessus du tube. Le chirurgien prendra occasion de ces com-
pressions pour explorer et doser la valeur de la circulation collatérale, et saisira avec précision le moment opportun pour la
ligature.   .

OBSERVATION XI
(In thèse, DUCASTAING, Paris 1918)

Broiement de la jambe droite par obus. Hémorragie très abondante. Shok intense. Ligature de l'artère poplitée. *Mort.*

D..., soldat au ... régiment d'infanterie, est transporté à l'ambulance le 21 octobre 1917, plusieurs heures après sa blessure.
Shok intense ; pouls absent, refroidissement général, conscience
absolue.

Le broiement de la jambe droite (tiers supérieur) a donné lieu
à une hémorragie abondante. Un garrot a été placé à la partie
inférieure de la cuisse.

Le blessé est aussitôt couché et réchauffé. Injection de sérum
et huile camphrée. Une heure après, l'état général n'est pas meilleur, nouvelle injection de sérum. Ingestion de thé et de boissons
alcooliques. Un peu plus tard, le pouls semble, par instants, perceptible. Le garrot est enlevé ; la plaie ne saigne pas, mais est
encombrée de caillots cruoriques, qui pourraient céder si la tension sanguine se relevait.

L'état général est si grave, que nous renonçons à pratiquer
l'amputation de la jambe, opération qui parait trop shockante.

Intervention. — Anesthésie à l'éther. Eclairage au miroir frontal de Clar. Ligature en quelques minutes de l'artère poplitée, au
tiers moyen du losange. Embaumement de la plaie de la jambe
au Mencière.

Le blessé est aussitôt rapporté dans son lit et réchauffé. Malgré
de nouvelles injections de sérum, l'administration de boissons
alcoolisées, l'état général ne se relève pas. La respiration devient
rapide et superficielle ; la pupille se dilate, quelques vomissements viennent encore assombrir le pronostic. Le blessé à une
agitation de mauvaise augure et de légers mouvements convulsifs.
Il succombe le 22 octobre, à trois heures du matin.

OBSERVATION XII
(In thèse DUCASTAING, Paris 1918)

Séton de la partie inférieure du creux poplité par éclat d'obus.
Fracture de la tête du péroné. Section de l'artère et de la veine
poplitée. Ligature. *Amputation secondaire. Guérison.*

P..., soldat au ... régiment d'infanterie, blessé à trois heures du matin, le 13 octobre 1917, arrive à l'ambulance à sept heures. Facies pâle, nettement hémorragique, pouls petit et rapide. Pas de garrot, mais pansement compressif très serré.

Le blessé est atteint d'une plaie en séton de la partie supérieure de la jambe gauche par éclat d'obus. L'orifice externe est situé au niveau de la tête du péroné, l'orifice interne, sur une ligne horizontale, un peu en arrière du bord interne tibial. Un peu de sang noirâtre s'écoule de cet orifice.

Le syndrôme vasculaire est des plus nets : douleurs sourde dans le mollet, impotence fonctionnelle de la jambe, en particulier des orteils, mollets gros et tendu par l'épanchement profond, refroidissement très marqué du pied gauche, abolition du pouls tibial

Réchauffement du blessé. Injection de sérum intraveineux. Le pouls devient régulier et mieux frappé.

Intervention à huit heures. Anesthésie au chloroforme. Eclairage au miroir frontal de Clar. Blessé en position ventrale.

Incision sur la ligne médiane de la partie supérieure du creux poplité. Le nerf sciatique poplité interne est écarté en dehors ; la veine poplitée, volumineuse et dilatée, est fortement adhérente à l'artère, elle en est séparée après pincement de quelques petits rameaux veineux. L'artère est isolée à la sonde cannelée et soulevée par une anse de catgut. Une compresse imbibée d'éther est alors placée sur la plaie opératoire.

Seconde incision médiane allant de l'angle inférieur du creux poplité au tiers moyen du mollet. Juste au niveau de l'anneau soléaire, nous apercevons des caillots noirâtres volumineux. Pendant que l'aide soulève l'artère poplité, on éponge légèrement le fond de la plaie, un minuscule filet de sang jaillit et nous indique le niveau de la section artérielle.

Grâce à l'éclairage au miroir frontal qui fouille tous les recoins de la plaie, nous trouvons facilement le bout inférieur rétracté à deux travers de doigt et demi au-dessous, et les deux moignons veineux. Artère et veine poplitée sont, en effet, sectionnées juste à leur terminaison. Ligature. Le nerf sciatique poplité interne et le tibial postérieur paraissent intacts. Lavage au sérum chaud et à l'éther. Débridement des deux orifices d'entrée et de la sortie du projectile ; épluchage rapide des deux plaies, et ablation de plusieurs esquilles mobiles au niveau de la tête du péroné fracturé.

Fermeture complète, strictement aseptique, de l'incision de ligature. Réunion partielle de la plaie inférieure, largement drainée au fond, nous plaçons un tube de Dakin. Le membre inférieur est immobilisé dans une gouttière ouatée.

Le soir, la température est à 37°, le pied se réchauffe, le pouls bat à 110.

Le 14, vérification du pansement à la salle d'opérations. La jambe est légèrement œdématiée, le pied est chaud. Le blessé a une sensation de fourmillement dans la jambe. Anesthésie des orteils, au toucher et à la piqûre. Hypœsthésie de la jambe.

Le 15 au matin, la température est à 39°. Le pied est moins chaud. La jambe est le siège de douleurs spontanées très vives. Nous constatons la présence sur la face postério-interne de la jambe, des placards violacés, remontant vers la partie supérieure. Le mollet est siège d'une tuméfaction diffuse : la pression fait soudre quelques bulles de gaz.

Nous pratiquons aussitôt l'amputation, à la partie inférieure de la cuisse. Le soir même, la température tombe, les suites opératoires sont parfaites.

EXAMEN ANATOMIQUE DU MEMBRE AMPUTÉ. — Pratiqué un quart d'heure après l'exérése, cet examen nous a montré que la ligature encore bien visible porte sur la terminaison même de la poplitée. Le soléaire et les jumeaux sont congestionnés et laisssent écouler, à l'incision, un sang noirâtre. Les muscles profonds, jambier postérieur et fléchisseurs sont, au contraire pales et ischémiés. L'ouverture des artères tibiales postérieure et antérieure, montre leur oblitération au-dessous de la ligature, par un filament bibrineux long de cinq à six centimètres. La pédieuse découverte est reconnue aplatie et vide de sang. La tibiale postérieure, derrière la malléole, est, au contraire perméable et du sang rosé et fluide s'en échappe, de grosses veines gorgées de sang l'accompagnent.

OBSERVATION XIII

(In thèse DUCASTAING, Paris 1918)

Plaie par balle du creux poplité. Ligature de l'artère et de la veine poplitée. *Guérison avec conservation du membre.*

G... M., soldat au ... régiment d'infanterie, blessé par balle le 11 août 1917 est transporté quelques heures après à l'ambulance.

Examen de la plaie à l'arrivée. Orifice d'entrée à la face postérieure du creux poplité vers le centre de la région. Orifice de sortie, sous le plateau tibial externe, à trois centimètres environ de l'interligne articulaire. Le doigt ne sent pas battre l'artère pédieuse.

Intervention immédiate. Anesthésie au chloroforme. L'orifice de sortie de la balle est excisé ; curettage de l'orifice osseux ; nettoyage à l'éther et fermeture complète de la plaie au crin, après suture du périoste par deux points de catgut.

Excision de l'orifice poplité. Large débridement en haut et en bas. L'aponévrose ouverte, on tombe sur d'abondants caillots. Issue d'une grande quantité de sang noir. Après tamponnement et compression au-dessus et au-dessous, on constate que la veine poplitée est déchirée sur une assez grande étendue. Ligature du vaisseau. On cesse la compression : un jet de sang rouge sort de l'artère qui est liée aussitôt.

Nettoyage à l'éther et suture complète en deux plans.

Le lendemain, le membre inférieur pâle est réchauffé à l'aide d'enveloppements ouatés et de boule d'eau chaude. Anesthésie du pied et des orteils. Pas de mouvements spontanés des orteils.

Les jours suivants, la jambe se réchauffe, mais les mouvements et la sensibilité ne réapparaissent pas dans les régions précitées. Température normale. Peu ou pas de douleur.

Vers le 20 août, apparaissent sur le dos du pied trois petites plaques violacées, puis brunâtres, de la dimension d'une pièce de 50 centimes. Elles se dessèchent sans s'étendre.

La sensibilité et la motilité ne réapparaissent pas, on pratique le 1er septembre, une nouvelle intervention. Libération du nerf sciatique poplité interne intact mais enserré dans une gangue cicatricielle. L'opération n'amène guère d'amélioration. La jambe est moins chaude que du côté sain, de teinte pâle, légèrement violacée à l'extrémité.

Evacué le 6 septembre, le blessé nous envoie de ses nouvelles le 22. Les escarres du pied ne se sont pas étendues Aucune intervention nouvelle n'a été pratiquée.

OBSERVATION XIV

Section de l'artère poplitée par balle de guerre
Fracture sus-condylienne du fémur. Gangrène gazeuse
Amputation de cuisse. Mort
Par Gabriel POTHERAT
Médecin aide-major de 1re classe, chef d'équipe chirurgicale
Rapport de E. POTHERAT (Soc. Chir., Paris, 16 janvier 1918)

Un fantassin de vingt et un ans avait été blessé, devant Verdun, vers sept heures du matin, par une balle ennemie. Entrée par le creux poplité un peu au-dessus de la ligne transverse du losange, la balle, cheminant d'arrière en avant, était sortie au niveau du bord externe de la rotule. Naturellement, le projectile avait du rencontrer le fémur et, effectivement, celui-ci présentait une fracture sus-condylienne.

Pansement simple, sans antiseptique, au poste de secours, vingt minutes environ après la blessure. Arrivée à l'ambulance de triage à 15 heures (8 heures après le traumatisme). Il y resta jusqu'au lendemain matin et fut évacué avec la mention : (Le blessé a été gardé à l'ambulance par suite de son état de shok et d'une abondante perte de sang). Toutefois, le renouvellement du pansement semble mettre fin à l'hémorragie. Injections sous cutanées d'huile camphrée et de sérum artificiel.

Plus de vingt-quatre heures s'étaient écoulées quand le blessé arriva à la formation du médecin aide-major Gabriel Potherat, après trois quatrs d'heure de transport en automobile. Le blessé était pâle, mais non shoké ; le pouls, assez bien frappé, était à 92 ; le pansement n'était pas souillé, donc il n'y avait pas eu hémorragie au dehors. Ce pansement enlevé montra un orifice d'entrée punctiforme, ou orifice de sortie un peu dilacéré ; il y a une fracture sus-condylienne du fémur avec engrènement.

Le creux poplité est légèrement douloureux à la palpation, il est un peu rempli, mais non déformé, non soulevé, on ne perçoit ni battements au palper, ni thrill à l'auscultation. Il y a une légère tuméfaction du genou due à un épanchement intrasynovial. La jambe et le pied sont chauds. Dans ces conditions, on pensa que la circulation n'était pas interrompue dans l'extrémité du membre. Ce fut là l'opinion nette du chirurgien traitant et aussi du médecin major Maisonnet, chirurgien très expert, et qui avait été consulté sur ce cas. Donc, intégrité vraisemblable des troncs vasculaires principaux, premier point intéressant.

L'intervention se réduisit à l'excision des bords des deux orifices. Un trajet très étroit conduisait dans le cul-de-sac sous tricipital. Un peu de sang s'en écoulait, un trocart introduit dans le cul-de-sac synovial retira 60 grammes de sérosité hématique, ou de sang véritable, mais ancien, nullement rutilant, donc il ne s'écoulait plus de sang dans l'article ou le trajet. Un peu d'éther est introduit. Pansement compressif aseptique, immobilisation à l'aide d'une gouttière.

D'abord ,tout parut bien aller, le soir, 37°8. pouls 92. Pas de souffrance, euphorie. Le pied était chaud. Le lendemain, rien de particulier dans l'état général ou local, c'était le 22. Le 23, au matin, grave changement : la température est à 40°6, le blessé est très abattu, le teint subictérique, le facies plombé et le pouls filant. Le malade ne souffrait pas, c'est le deuxième point intéressant des faits de cette nature.

Le pansement ouvert. on voit s'écouler, par l'orifice de sortie du sang noir, en grande abondance, et de l'aileron externe de la rotule se détache une tache bronzée spécifique, large de quatre centimètres remontant pendant douze centimètres, le long de la cuisse. En outre, le pied tout entier et la partie inférieure de la jambe présentent de multiples taches violacées, sur une peau pâle, pied et jambe sont froids. L'ischémie est certaine, le sphacèle est indéniable.

Dans ces conditions, l'amputation de cuisse s'imposait, elle fut pratiquée de suite, au-dessus de la partie moyenne, c'est-à-dire au-dessus de la tâche de gangrène gazeuse. Elle montra des parties molles, tissu cellulaire et muscles déjà œdématiés. On fait un abondant lavage au chlorure de magnésium chaud, et un pansement humide sur la section non réunie. Tout cela fut très rapide, malgré l'introduction par la veine fémorale sectionnée de cinq cents centimètres cubes de sérum artifiiciel, suivie d'injections sous-cutanées d'huile camphrée. La tension artérielle est d'abord, maxima 8 , minima 5,9 ; au moment de la section du sciatique, maxima 8. minima 4,8, à la fin de l'opération, maxima 10,6, minima 6.

Le blessé parut d'abord se remonter, mais l'amélioration fut de courte durée, et quatre heures plus tard, il succombait.

L'autopsie du membre enlevé fut faite, elle fut intéressante. Elle montra le creux poplité rempli de caillots, et tous les muscles infiltrés de sang jusqu'au dessous du mollet. Pas de poche, tout cela forme bloc. L'artère, prise dans le canal de Hunter, est suivie de haut en bas, au niveau du lieu où a passé le projectile, l'artère coupée au-dessus de la naissance des jumelles a perdu près de deux centimètres de longueur, dans la perte de substance se trouve un caillot fibrineux qui semble oblitérer. La veine n'est pas blessée, elle est remplie cependant par un caillot s'étendant du creux poplité jusqu'auprès du talon. Le fémur était fracturé au-dessus du condyle externe, celui-ci était lui-même séparé par un trait vertical et s'était un peu enfoncé dans la diaphyse.

Telle est cette observation, plusieurs points s'en détachent qui méritent de nous retenir un instant.

Le premier est celui de la section totale d'un gros tronc artériel, comme la poplitée, sans que mort s'ensuive. Il y eut d'abord une assez forte hémorragie, constatée à l'ambulance de triage, mais qui cessa après l'application d'un pansement plus minutieux que celui du poste de secours. C'est là un fait bien connu sous le nom de plaies sèches ou plaies étanches des gros vaisseaux. Nous avons dit ailleurs, il y a longtemps, et ici même quelles causes pouvaient expliquer l'absence d'hémorragie totale, définitive. Ici, il semble bien que la résistance des muscles, de l'aponévrose, des os eux-mêmes ait fait tampon, et amené la formation entre les deux bouts sectionnés d'un caillot fibrineux oblitérateur.

La lésion artérielle a pu passer inaperçue, il en est souvent ainsi dans ces cas, et c'est à l'improviste, par une violente et parfois définitive hémorragie, qu'elle se révèle ou par de graves accidents qui auraient pu être évités, l'une et les autres, par une ligature des deux bouts. Tout cela a été bien et dûment expliqué et démontré soit dans les sociétés d'armée et en particulier à celle de la IVe armée, soit ici-même. C'est pourquoi s'est établie cette formule thérapeutique quand un projectile a traversé une région de gros vaisseaux, ou de paquets vasculo-nerveux, il est du devoir du chirurgien de mettre à nu le ou les vaisseaux, même en l'absence de toute hémorragie appréciable, de s'assurer de leur intégrité ou de leur lésion et, en ce dernier cas, d'y porter le remède approprié. Cette formule n'avait pas reçu son exécution, dans le cas présent ni primitivement ou elle était le plus indiquée, ni secondairement ou elle eut été encore utile.

Le second point intéressant, c'est l'apparition de la gangrène gazeuse au troisième jour. Certes, il semblerait bien qu'elle ne dût pas se montrer dans le cas présent. La plaie était due à un projectile minime et régulier, une balle de fusil ; les deux orifices d'entrée et de sortie avaient été débridés et non fermés, de l'éther avait été injecté dans le trajet et pourtant il y eut gan-

grène gazeuse et celle-ci fut même un peu tardive. On
sait aujourd'hui, et Heitz-Boyer en particulier y a déjà insisté,
il y a plus d'un an devant la Société Médicale de la IVe Armée
où il a apporté une belle pièce anatomique, on sait, dis-je, que
dans les traumatismes de guerre, les lésions des gros troncs vasculaires, l'ischémie et la gangrène sont des conditions extrêmement favorable au développement de la gangrène gazeuse. Le fait
présent est donc une nouvelle et précise démonstration de cette
pathogénie, et il n'est pas besoin que je rappelle de quelle façon
cette influence se produit.

Enfin, et je terminerai par là, on peut se demander pourquoi
la gangrène n'est apparue qu'au troisième jour au plus tôt.

L'artère était gravement lésée, mais la veine intacte. Si la lésion
limitée à l'artère pouvait amener la gangrène, celle-ci eut du
être précoce, mais nous savons qu'il n'en fut rien. Aveuglée par
un caillot fibrineux, l'artère non perméable pouvait répartir son
sang par des collatérales, nombreuses et importantes dans la
région. Mais le sang épanché, tendu entre la surface poplitée et
l'aponévrose, faisait tampon compresseur même sur les collatérales, et cela de plus en plus efficacement au fur et à mesure que
la tension augmentait, mais il y a plus, et c'est là le fait capital,
veines jumelles, veines intramusculaires étaient oblitérées, bien
plus, la veine principale était elle-même thrombosée dans toute
sa longueur du creux poplité au talon. C'est cela qui explique
qu'il y ait eu sphacèle, et que ce sphacèle, au lieu d'être primitif,
précoce, ait été tardif, secondaire.

OBSERVATION XV

(Docteur ARNAUD)

S... Jean, arthrite suppurée du genou consécutive à une blessure par éclats d'obus. Hémorragie secondaire de la poplitée. Ligature des deux bouts au-dessus et au-dessous de l'ulcération du
vaisseau des dimensions d'une lentille. Ulcération de proche en
proche de l'artère ramollie et qui a l'aspect d'étoupe efflo-
chée.

Par deux fois, récidive de l'hémorragie qui chaque fois est arrêtée par des ligatures placées au-dessus de l'ulcération. (Dr Arnaud)
au service de porte de l'Hôtel-Dieu.

L'état général devient précaire. Le Dr Villard finit par amputer
le blessé (amputation de cuisse). Guérison.

A aucun moment, ne s'était manifestés d'accidents d'ischémie.

OBSERVATION XVI

(Docteur ARNAUD)

Août 1917. Plaie du coude : ouverture articulation, nettoyage, grattage, suture.

Eclat d'obus ayant rasé le cordyle interne du fémur droit et étant venu se placer dans le creux poplité, non trouvé.

Hémorragie secondaire de la poplitée au quatrième jour : hématome pulsatile. Ligature de part et d'autre d'une petite ulcération, qui siège sur la partie inférieure de la poplitée.

Gangrène mixte de la jambe.

Amputation de la cuisse, partie moyenne.

Mort.

OBSERVATION XVII

(Docteur ARNAUD)

Août 1914.

Eclats d'obus inclus dans partie postérieure épiphyse tibiale droite. Hémorragie secondaire de la poplitée largement ulcérée dans son segment inférieur.

Ablation de l'éclat d'obus. *Ligature de l'artère poplitée* dans le triangle inférieur. Ligature de la tibiale antérieure lésée à quelques millimètres de la naissance.

Le lendemain, *membre froid, blanc,* douleurs vives.

Amputation de cuisse. Guérison.

OBSERVATION XVIII

(Docteur ARNAUD)

B... Louis, 4e zouaves, blessé le 29 octobre 1917.

Eclat d'obus (grosse noisette) entré en arrière dans le creux poplité, fait saillie en avant sur le bord latéral du tendon rotulien Rotule éraillée au niveau du bord inférieur. E. O. a pénétré à travers l'échancrure intercondylienne disjoignant les condyles sans créer de fracas. *Ligature artère et veine poplitées* complètement sectionnées à la partie moyenne.

Ouverture, nettoyage du genou. Suture sans drain du genou, le lendemain, *gangrène ischémique.*

Amputation cuisse un tiers inférieur.

Guérison.

OBSERVATION XIX

(Docteur RABUT)

L... Paul, 36e R. I., 6e compagnie, blessé le 25-5-18, à 22 heures, opéré le 26-5, à 7 heures 30.

Placé du mollet droit par éclat d'obus inclus. *Intervention* (Dr Nidergang). Incision de la ligature au niveau du creux poplité avec excision orifice d'entrée on découvre le nerf sciatique poplité interne avec la branche du jumeau externe. Excision de toute la portion supérieure du jumeau externe. Découverte des vaisseaux poplités. L'éclat a passé près de l'artère sans lésion apparente. Les battements artériels sont nets. Extraction de l'éclat fiché dans le plateau tibial, nettoyage osseux à la curette. Le sciatique poplité externe sectionné par l'éclat est suturé.

Le 27, température peu élevée. Teinte jaune de la face, aucune gangrène locale.

Le 30 au soir. Hémorragie secondaire. On agrandit l'incision et on trouve une plaie latérale de l'artère poplitée. *Ligature de l'artère* à la partie inférieure du losange. Ligature de la veine. La suture du sciatique poplité externe a laché.

Deux jours après : *gangrène ischémique. Amputation de cuisse.*

Deux jours après : *Mort* avec ictère grave.

OBSERVATION XX

(Docteur Rabut)

Sous-lieutenant T..., 202e R. I., blessé le 23 août 1918, opéré le 23 août, 9 heures après. Plaie par balle creux poplité, avec déchirure de l'artère poplitée. *Intervention.* Débridement. Ligature artère poplitée.

Extraction de la balle fichée dans le plateau tibial. Curettage. Epluchage des parties molles.

Suites : gangrène ischémique jambe. Amputation.

Mort 24 heures après.

OBSERVATION XXI

(Docteur Murard)

P..., blessé à 9 heures, arrivé à 18 heures 30 à l'ambulance, 16 avril 1917. Plaie pénétrante par éclats d'obus, creux poplité droit.

Le 16 débridement de la plaie : section artère et veine poplitée, ligature basse, arthrotomie du genou et ablation d'un éclat dans le condyle interne.

Le 17 membre chaud, le matin. Le soir, le pied est plus froid que le matin, pas de sensibilité. Le blessé ressent des fourmillements.

Le 18, *gangrène humide avec gaz* au niveau de la cuisse.

Amputation circulaire cuisse.

1er mai, évacué, *guéri.*

OBSERVATION XXII
(Docteur MURARD)

F..., blessé le 16 avril 1917, à 2 heures, arrivé à 9 heures au garrot enlevé à l'ambulance voisine.

Plaie pénétrante creux poplité droit.

Le 16, sans anesthésie (blessé exsangue), ligature artère et veine poplitées à la partie moyenne. Traitement du shok.

Le 17, fracture du plateau tibial. Eclat inclus. Grosse hémasthrose arthrotomie latérale externe. Tunellisation jusqu'à la fracture du plateau et extraction de l'éclat.

Le soir, pied froid. Fourmillements dans la jambe.

Le 18, œdème de la jambe. Température 38°8. Incision latérale des jumeaux.

Le soir, température 39°4. *Gangrène massive* remontant au-dessus du creux poplité.

Amputation circulaire cuisse.

Evacué le 2 mai en bonne *voie de guérison.*

OBSERVATION XXIII
(Docteur MURARD)

J... Armand, 4e zouaves, entré le 31 mai 1917.

Plaie incomplète artère poplitée. Padding en bague. Hémorragie secondaire par ulcération sous pacente. Ligature. Guérison.

Blessé le 30 mai, à 19 heures. Plaies des membres inférieurs par éclats de torpille. Intervention, neuf heures. Extraction d'un éclat des parties molles de la plaie postérieure de la cuisse. Plaie en séton du creux poplité. Débridement. Excision des deux plaies. En raison du trajet du projectile, on décide d'explorer les vaisseaux. Incision du creux poplité. L'artère présente sur la face antéro-interne une plaie incomplète ou l'adventice et un peu de la musculaire sont entamées à ce niveau, le vaisseau est boursoufflé ; au-dessous les battements sont moins bien perçus.

Padding, on prélève un morceau d'aponévrose au niveau du biceps, on glisse le lambeau rectangulaire sous le vaisseau, on en suture les deux angles, on passe un point en V qui assujettit la bague. Tout est laissé ouvert, on lie quelques collatérales de la veine poplitée.

Après opération, un peu d'œdème du membre avec dilation du réseau veineux superficiel.

Deux juin. Battements nettement perçus à la tibiale postérieure. Aucun signe de gêne circulatoire.

Quatre juin. Suture secondaire des deux plaies de la cuisse et du creux poplité.

Douze juin. Hémorragie secondaire subite. La suture cutanée a tenu, l'hémorragie se fait par incision médiane. On reconnait l'artère et la veine. Le padding est en place bien vivant. L'ulcération siège sur l'artère au-dessous de lui. Résection du segment ulcéré sur cinq millimètres de hauteur, y compris une petite collatérale. Deux tubes à instillation.

Guérison entravée par des phénomènes hépatiques aigüs.

Huit août. Plaie poplitée cicatrisée lentement, d'après écrit du malade, qui a gardé pendant longtemps œdème du mollet et du pied. Il marche bien malgré douleur dans le genou, fléchi difficilement.

OBSERVATION XXIV

(Docteur MURARD)

V..... Joseph, 52e Régiment d'infanterie, entré le 3 jun 1916, blessé le 2 juin, à 21 heures.

Séton inférieur du creux poplité droit. Déchirure artère et veine poplitées très bas. Ligature des deux vaisseaux. Lésion du sciatique poplité interne. Guérison.

Région tuméfiée par épanchement au-dessous de la région poplitée presque souple. Le blessé souffre beaucoup du pied, attitude en demie flexion de la jambe.

Quatre juin. Température 39°. Pied présente troubles circulatoire, il est plus froid que du côté opposé, un peu cyanique. Douleurs ont augmenté. Blessure des vaisseaux certaine.

INTERVENTION, quinze heures. Débridement des deux plaies. L'éclat, au passage a fracturé la tête du péroné. Caillots enlevés, sang rouge apparait. Bande d'Esmarch. Incision de recherche des vaisseaux poplités qui, repérés, semblent intacts. On incise les deux jumeaux au doigt au fond de l'anneau soléaire. Hémorragie abondante. Compression ou aveugle l'hémorragie par deux prises en amont et en aval, on reconnait alors que l'artère et la veine sont ouvertes sur leur paroi postérieure par une déchirure très allongée qui réduit le vaisseau à une bandelettte. On passe un fil, après ligature, on reconnaît que le sciatique poplité interne est déchiré, réduit. Plaie laissée ouverte quelques points de rapprochement.

Neuf heures soir. Pied froid, mais mollet chaud.

Cinq juin. Pied chaud. Douleurs persistent. Blessé agité.

Six juin. En décollant les jumeaux venus au contact, on évacue une collection couleur chocolat, sous tension. Drainage. Drain et mèche.

Quinze juin. Dakin : abaissement de température. Bon état général. Extension de la jambe toujours douloureuse.

Vingt-cinq juin. Extension se fait peu à peu. Aucun œdème du membre. Légères douleurs intermittentes du pied. Evacué.

OBSERVATION XXV

M. Bœckel rapporte le cas d'un jeune soldat blessé au mollet et entré à l'hôpital de l'oratoire trois jours après sa blessure.

Large plaie par éclats d'obus face postérieure de la jambe. Débridement au bout de dix jours, hémorragie nécessitant ligature de l'artère poplitée et extraction simultanée d'un éclat d'obus dans le creux poplitée.

Au bout de dix jours, nouvelle hémorragie au niveau de la plaie poplitée, nécessitant ligature de la fémorale à la base du triangle de Scarpa.

Dix jours plus tard, nouvelle hémorragie. M. Durand jette une ligature à deux centimètres au-dessus de la précédente et arrête l'hémorragie.

Gangrène du membre inférieur. Amputation de cuisse au tiers moyen.

Tout allait bien quand 15 jours après la dernière ligature, hémorragie foudroyante au niveau de la ligature. *Mort.*

Autopsie : au-dessus de la dernière ligature, au niveau de l'arcade crurale, petit anévrisme qui sétait rompu brusquement.

Persistance du thymus.

OBSERVATION XXVI
(Docteur FIOLLE)

R... B. Plaie par éclats d'obus, en arrière tête du péroné droit, arrivé à l'ambulance trois heures après blessure sans garrot ne saignant pas, Peu de sang et de caillots dans la plaie.

Au cours de l'intervention, le projectile mobilisé fait jaillir un flot de sang et l'incision prolongée en haut du creux poplité montre la veine poplitée sectionnée, les deux bouts à un centimètre l'un de l'autre. Plaie latérale postérieure de l'artère, intéressant le tiers de la circonférence. Ligature.

Evolution : gangrène sèche. *Conservation du membre.*

OBSERVATION XXVII
(Docteur FIOLLE)

R.... V. Blessé par éclats d'obus à la partie supérieure externe jambe gauche au tiers supérieur, orifice de sortie à la face interne de la cuisse au niveau du cœdyle.

Arrivé trois jours après sa blessure à l'ambulance sans garrot et cependant la plaie n'a presque pas saigné. Pas de battement à la pédieuse. Intervention : très peu de caillots dans la plaie, les caillots enlevés provoquent une forte hémorragie dont la source est l'artère poplitée sectionnée et la veine poplitée blessée latéralement.

Ligature des deux bouts. Mauvais état général. Sphacèle. *Amputation cuisse :* guérison.

OBSERVATION XXVIII
(MM. IMBERT et FIOLLE. Marseille Médical 1909)

Histoire d'un homme qui se blesse accidentellement avec un revolver. Balle de revolver pénètre à la face interne de la cuisse gauche obliquement en bas et en dehors. Arrivé à l'hôpital le lendemain de l'accident avec tuméfaction de la moitié inférieure de la cuisse et surtout de la jambe qui semble distendue par un énorme hématome dur comme du bois, le pied est froid jusqu'à deux travers de doigts au-dessus de l'articulation tibio-tarsienne.

Le soir découverte de la fémorale au-dessus de l'anneau du troisième adducteur. Direction jusqu'à l'orifice. Perforation de l'artère, plaie irrégulière contuse, on lie le bout supérieur et le bout inférieur. Tamponnement.

Le lendemain, pied toujours froid. Incision au niveau des vaisseaux poplités, l'artère poplitée complètement rompue, plaie latérale de la veine. Fait étrange : le bout supérieur de l'artère poplitée donne du sang en quantité malgré ligature de la fémorale. On anastomose le bout supérieur de l'artère au bout inférieur de la veine. Suture dans de mauvaises conditions : points perforants, on réunit les vaisseaux sans comprendre les tissus périvasculaires.

Le soir, on constate des battements dans saphène interne, mais le lendemain : pied froid, violacé jusqu'au tiers moyen de la jambe.

État général médiocre. *Amputation de cuisse* au tiers inférieur. *Guérison.*

Examen de la pièce : réunion des vaisseaux très incomplète la communication est établie de l'une à l'autre, mais par des formations très fragiles et la lumière de l'artère est oblitérée en partie par des caillots très adhérents.

OBSERVATION XXIX
(Docteur PÉYRE)

A... Louis, blessé par éclats d'obus, le 3 juillet 1918, arrivé à l'ambulance dix heures après sa blessure. Opéré quatre heures après l'arrivée.

Plaie par éclats d'obus ayant traversé le creux poplité droit juste au-dessus des condyles. Pas de battements à la pédieuse ni à la tibiale. Cependant le membre n'est pas refroidi. Débridement large des deux orifices. Par la plaie interne, on arrive sur le paquet vasculo-nerveux. L'artère poplitée est écrasée sur deux centimètres environ. L'hémostase spontanée a dû être rapide, car il n'y a que quelques caillots dans le creux poplité. Ligature des deux bouts de l'artère. La veine parait indemne et n'est pas thrombosée. Petite plaie de la face postérieure du fémur qui est nettoyée à la curette, mèches de liquide de Mencière.

Le lendemain, le membre sans être froid est nettement moins chaud que le membre gauche. Il est un peu œdematié, pas douloureux.

Pas de teinte cadavérique.

Le deuxième jour, quelques plaques marbrées sur le pied froid et insensible. Douleurs dans le mollet, plaies opératoires en bon état. Devant température élevée et certitude de la perte du membre par ischémie, *amputation cuisse au tiers inférieur*, on laisse tout ouvert.

Suites normales. Blessé évacué 12 jours après, *en bon état.*

OBSERVATION XXX
(Docteur Peyre)

Ar... Louis, blessé par éclat d'obus, le 19 août 1918, opéré à la vingt-sixième heure.

Plaies multiples. Etat de shok très marqué.

Plaie du creux poplité droit. On ne sent ni la pédieuse, ni la tibiale postérieure, mollet froid, d'une dureté ligneuse.

Grande incision médiane, gros hématome, veine poplitée thrombosée.

Plaie sèche de l'artère poplitée à son extémitée inférieure. Ligature des 4 bouts. Incision ajonévrotique de secours.

Les jours suivants, le pied se réchauffe, mais shacèle important des muscles du mollet. Excision sous anesthésie.

Le 25 août, pied violacé et froid. Température 40°.

Amputation basse de cuisse (sous anesthésie au chlorure d'éthyle).

Le 2 septembre. Plaies en bon état, température normale. Blessé en voie de *guérison. Evacué.*

OBSERVATION XXXI
(Docteur Peyre)

S... Jean, blessé par éclat d'obus le 20 août 1918, opéré à la dix-huitième heure. Plaie large creux poplité droit. Gros délabrement de l'artère poplitée. Excision parties molles contuses. Ligature de l'artère. Rien à la veine, ni aux nerfs sciatiques. Débridements larges des aponévroses de la jambe pour favoriser évacuation hématome.

Le troisième jour gangrène, ischémique jambe.

Amputation de cuisse au tiers inférieur. Guérison après des suites sérieuses, fièvre, mauvais état général. Evacué le quinzième jour en bon état.

OBSERVATION XXXII
(Docteur DUMAS)

F... Marcel, 21 ans, 94º infanterie, blessé le 17 juin 1915, en Argonne.

Entré au centre neurologique de Bourges, le 19-8-1915, venant de Bar-le-Duc.

Diagnostic : séton par éclat d'obus partie inférieure creux poplité gauche, on a pratiqué à l'avant la ligature de la poplitée.

A l'entrée au C. N. de Bourges : large cicatrice médiane centrale du creux poplité gauche, adhérente aux plaies sous jacentes. Creux poplité dur, scléreux. Pied légèrement œdématié, rétraction tendon d'achille qui limite la flexion du pied à 100º. Rétraction des muscles fléchisseurs de la jambe empêchant la rectitude du genou. *Lésion du sciatique poplité interne.* Hypoesthésie, plantaire, hyndrome cansalgique accentué à la localisation mollet et pied. Rien au sciatique poplité externe.

Intervention le 2-11 sous rachianesthésie. Résection large de toute la sclérose poplitée. Les deux nerfs sont isolés et engaînés dans un manc hon graisseux. Il y avait une petite plaie latérale du sciatique poplité interne. Suites satisfaisantes. Amélioration du syndrome causalgique.

Dumas pense que les troubles de rétraction du tendon d'achille, l'œdème et peut-être même l'intensité du syndrome causalgique peuvent être retenus comme séquelles possibles de la ligature.

OBSERVATION XXXIII
(Docteur MICHON)

P... Constant, 246º artillerie.

Blessé le 19 août 1916. Entré le 20 août.

Plaies multiples des membres inférieurs.

1º Plaie pénétrante région postérieure et supérieure tibia gauche. Débridement. Section des vaisseaux poplités. Ligature. Gros éclat fiché dans la plaie postérieure des condyles.

2º Plaie pénétrante face postérieure et moyenne cuisse gauche. Eclat extrait dans la gaine des vaisseaux fémoraux au-dessus du triangle de Scarpa. Ligature des vaisseaux écrasés sur une longueur de 3 cms.

Mort le même jour de shok.

OBSERVATION XXXIV
(Docteur SOUBEYRAN)

Del... Gabriel, 88ᵉ R. I., blessé le 8-9,1918.
Opéré le 9-9, à 19 heures (M. Michon).
Plaie des vaisseaux poplités droits. Double ligature.
Débridement. Le trajet file vers le creux poplité qu'on sent plein
de caillots. Incision poplitée pour vérification des vaisseaux. Sec-
tion complétion de la veine. Plaie latérale de l'artère. Essai de
suture. Insuccès.
Double ligature. Nerfs intacts. Drainage au crins.
Le lendemain gangrène gazeuse jambe droite.
Amputation cuisse au tiers inférieur.
Evacué le 5-10-1918. *Guérison.*

OBSERVATION XXXV
(Docteur MICHON)

T... Henri, 409ᵉ R. I., blessé le 13 juin par une balle de revolver.
Plaie en séton, cuisse gauche, au tiers inférieur. Hématome
artériel diffus région poplitée. Battements. Thrill apparaissant au
bout de quelques jours. Anévrysme artério-veineux.
20 juin : hémorragie secondaire par la plaie.
Intervention : incision poplitée médiane. Evacuation hématome
qui remonte en haut jusqu'au canal de Hunter. Le projectile semble avoir passé entre l'artère et la veine, on trouve une plaie postérieure de l'artère et une plaie antérieure de la veine. Quadruple
ligature. Drainage par orifice de sortie (région poplitée externe).
Suture.
Suites : gangrène ischémique sèche.
26 juin : *amputation cuisse au tiers inférieur.*
Guérison.

OBSERVATION XXXVI
(Docteur SOUBEYRAN)

L... René, adjudant, 36ᵉ R. I. Blessé le 1-9-1918, opéré le 1-9, à
11 heures (M. Soubeyran).
Plaie des vaisseaux poplités gauche par paillettes métalliques
de 1 cm. de longueur. Orifice d'entrée sur côté interne du creux
poplité, vive douleur dans le genou et dans le membre inférieur
gauches. Impossibilité de l'extension.
Intervention, large incision du creux poplité. Eclat au contact
du fémur de 1 cm. de long, très mince, au milieu de caillots
noirs. Hémorragie de l'artère poplitée dans segment inférieur.
Ligature des deux bouts de l'artère.

Douze heures après, le pied s'est réchauffé. Excellent état général.

Trois jours après la ligature, *gangrène gazeuse* de la jambe gauche. Présence de gaz jusqu'à la partie supérieure de la cuisse. *Amputation de cuisse haute.*

Le 26-9, *Mort par septicémie.*

OBSERVATION XXXVII
(Docteur Soubeyran)

Tar... Joseph, caporal fourrier, 7e tirailleurs. Blessé le 5-9-1918, à 3 heures. Opéré le 6-9, à 1 heure (M. Michon).

Plaies multiples par E. O. Plaie artère poplitée droite. Eclat d'obus gros comme un grain de mil non trouvé.

Découverte du paquet vasculo-nerveux. Plaie latérale artère poplitée.

Suture latérale de la poplitée. Suture des parties molles sur drain. La suture faite, on constate la perméabilité du vaisseau. Ablation drain du deuxième jour. Aucun trouble vasculo-nerveux.

Guérison per primam.

OBSERVATION XXXVIII
(Docteur Soubeyran)

Plaie des vaisseaux poplités par balle. Ligature artère et veine. Gangrène, amputation cuisse. Guérison.

I...., 408e R. I., blessé à minuit, le 19 janvier 1917, par balle séton transversal au niveau des condyles fémoraux droits fracturés. Pied froid. Pas de battements à la pédieuse ni à la tibiale postérieure.

Opéré à la dix-neuvième heure. Vérification des vaisseaux poplités. Hématome poplité. Nerfs intacts. Veine poplitée sectionnée largement mais incomplètement, deux ligatures. Artère poplitée sectionnée complètement, le jet de sang chasse un caillot long de quatre centimètres du bout supérieur. *Ligature* des deux bouts, artère très déchiquetée.

21 janvier, bon état, pied chaud, température 38°, pas de suintement.

26 janvier, pied chaud, température 38°, pouls 70. Légère teinte bleuâtre du pied.

27 janvier, température 39°. Mauvais pouls, filant.

28 janvier, *amputation cuisse au tiers inférieur* (M. Trillat).

Evacué guéri le 19 février.

Pièce anatomique : fracture au tiers inférieur du fémur. Région sus-condylienne, est éclatée, divisée en deux gros fragments.

OBSERVATION XXXIX

(Raoul MONOD)

Georges P...., cl. 1901, blessé le 3 juillet, arrivé le 7, à 20 heures. Plaie du genou et du creux poplité par grenade.

Enorme œdème de toute la jambe, gangrène du pied, œdème bronzé remontant au tiers supérieur de la cuisse droite. Rupture probable de l'artère poplitée. Etat général grave. Amputation circulaire de cuisse *au tiers supérieur*. Débridements et thermo au-dessus.

Suites d'abord favorables, mais le 16 juillet (treizième jour) il se produit une hémorragie, compression de la fémorale, on ne trouve pas la cause de l'hémorragie qui s'arrête.

Meurt le 16, à vingt heures.

OBSERVATION XXXX

(MOCQUOT)

Romain L......, cl. 1915, blessé le 6 juillet, à une heure. Opéré le 6, à treize heures et demie. Plaies multiples du dos de la jambe droite par éclat d'obus. Plaie du creux poplité droit côté externe. Débridement. On trouve des caillots abondants, puis hémorragie. Plaie de l'artère et de la veine poplitées. Doubles ligature des deux vaisseaux. Eclat non extrait, drainage.

Suites très simples. On n'a jamais noté aucun trouble circulatoire.

Evacué le 12 juillet.

OBSERVATION XXXXI

(MOCQUOT)

Aristide CH......, cl. 1915, blessé le 2 juillet, à huit heures. Opéré le 3, à quatre heures et demie. Plaies multiples par éclats d'obus, racine de la cuisse gauche et bras gauche. Plaie de la face antéro-interne de la cuisse droite, un seul projectile... sous cutané à la face postérieure, contre incision extraction. Débridement de la plaie d'entrée. Plaie de l'artère poplitée dont on lie les deux bouts.

Le soir pied un peu froid, réchauffé dès le lendemain, évolution très simple.

Evacué au bout de quelques jours.

OBSERVATION XXXXII
(R. Monod)

Louis G..., cl. 1902. Blessé le 1er décembre, à 13 heures. Opéré le premier, à 19 heures 30.

Petite plaie par éclat d'obus du creux poplité droit, un peu en dehors du trajet de l'artère et au niveau du pli de flexion. Le projectile est repéré à la radio dans l'échancrure inter-condylienne (intra-articulaire ?) Aucune réaction articulaire, gonflement du mollet qui est tendu.

Débridement de l'orifice d'entrée. Le jumeau externe est infiltré de sang et de caillots. Large déchirure de l'artère poplitée. *Double ligature*. On lie en outre une artère et une veine jumelle et quelques vaisseaux musculaires. Eraillure du ligament postérieur à la face profonde du muscle poplité. On ne sent pas le projectile à la sonde cannelée.

Suites simples. Aucun trouble circulatoire, aucune réaction articulaire. Evacué le 10 décembre. A donné de ses nouvelles qui sont satisfaisantes.

OBSERVATION XXXXIII
(Fey)

L. B..., cl. 1900. Blessé le 8 septembre, à 13 heures ½. Opéré le 9, à 13 heures.

Fracture en biseau du fémur gauche au tiers inférieur. Plusieurs plaies par grenade à la face postéro-externe de la cuisse, on extrait après débridement un premier éclat qui a ricoché sur le fémur, puis un deuxième situé à la partie tout inférieure et interne de la cuisse. En dégageant l'éclat, il se produit une grosse hémorragie. Compression de la fémorale. Incision en bas en suivant les vaisseaux jusqu'au delà du tendon de l'adducteur. Immédiatement au-dessous se trouve une plaie de la veine poplitée, l'artère semble intacte. *Ligature double de la veine*. Drainage du foyer de fracture.

Evolution. Les premiers jours, température 39°, mais on ne note à ce moment aucun trouble circulatoire. *Le 13 septembre* (cinquième jour), on trouve le pied froid et insensible. La jambe œdématiée.

16 septembre. Blessé très faible. *La gangrène* s'affirme et s'étend. Pied froid, violet, œdème dur de la jambe qui est insensible.

Amputation à lambeau antérieur dans le foyer de fracture.

Au cours de l'amputation, on examine le paquet vasculaire au point de ligature. La veine est affaissée, l'artère ne bat pas. Lors

de sa section. il ne s'écoule pas de sang et la lumière est obstruée
par un caillot de sang noir et mou.

17 septembre, blessé très faible, mais pouls bien frappé.

Le soir syncope. *Mort* dans la nuit (embolie ?)

OBSERVATION XXXXIV
(Fey)

Victor G..., cl. 1915. Blessé le 15 septembre, à onze heures. Opéré
le 16 septembre, à dix-sept heures.

Plaies multiples du membre inférieur droit par éclats d'obus.

1º Plaie du mollet. Le trajet traverse la membrane intérosseuse.
Débridement, le projectile n'est pas trouvé.

2º Plaie à la face postérieure de la cuisse, débridement.

3º Petite plaie au centre du creux poplité. Creux poplité dur
et tendu. Débridement, caillots, puis grosse hémorragie, compression de la fémorale, plaie latérale de l'artère. *Ligature* en amont
et en aval.

17 septembre. Pied froid, violet, douleurs vives dans le mollet,
gros suintement de la plaie poplitée.

18 septembre. La gangrène remonte au tiers supérieur de la
jambe, mauvais état général. Subictère, subdélire, gaz au niveau
de la plaie poplitée.

Amputation circulaire de jambe à la partie supérieure avec
résection de l'extrémité du péroné.

Thermo sur la plaie poplitée.

Suites simples. Evacué le 28 septembre.

OBSERVATION XXXXV
(Fey)

Eugène T..., cl. 1889. Blessé le 4 octobre, à 5 heures. Opéré le
5, à 15 heures.

Plaies multiples par éclats d'obus.

1º Fesse droite, projectile extrait dans la fosse iliaque externe.

2º Fesse gauche, fracture de l'aile iliaque. Agrandissement de
la brèche. On retire de la fosse iliaque interne des esquilles et
des débris vestimentaires.

3º Petite plaie du creux poplité droit à la partie moyenne sur
la ligne médiane, hématome du creux poplité, pied froid.

Débridement, extraction d'un premier projectile et *ligature* d'une
collatérale jumelle. L'hémorragie continue plus profondément, on
découvre le paquet de vasculo-nerveux et on trouve sur le flanc
de l'artère un deuxième projectile appliqué contre une plaie latérale de l'artère. *Ligature* au-dessus et au-dessous.

Le lendemain, pied froid, insensible.

Le 4 octobre, gangrène, pied violacé, œdème dur de la jambe, mollet tendu et marbré, phlyctènes, fusée gazeuse à la cuisse le long des vaisseaux.

Amputation circulaire de cuisse au tiers inférieur.

Incision de la fusée. Thermo.

Suites simples. Evacué le 20 octobre.

OBSERVATION XXXXVI
(Mocquot)

Louis S..., cl. 1897. Blessé le 4 octobre, à 14 heures. Opéré le 5, à 3 heures.

Plaie perforante de la partie supérieure de la jambe droite par éclats d'obus avec fracture du tibia.

Débridement. Régularisation du foyer de fracture, ablation des esquilles.

Débridement de l'orifice de sortie postérieure, nettoyage des muscles jumeaux. Le paquet vasculo-nerveux oplité est sectionné. *Ligature.* Plusieurs autres plaies de la cuisse et de la main droite. Pansement au Dakin.

Le soir, à 22 heures, pouls faible, pied froid insensible, des gaz apparaissent au niveau de la plaie. *Amputation circulaire de la cuisse* au tiers inférieur avec recoupe, deux mèches, trois points de suture.

Le lendemain, facies terreux, délire, pouls à 120, moignon tuméfié, sphacèle des bords du lambeau.

Mort le 7 au matin.

OBSERVATION XXXXVII
(Fey)

Jules N..., cl. 1901. Blessé le 20 octobre, à 3 heures. Opéré le 20, à 21 heures 30.

Deux petites plaies du creux poplité par éclats d'obus, une à la partie inférieure, débridement, l'autre à la partie supérieure, *volumineux hématome* du creux poplité, genou en demi-flexion, extension impossible, hémarthrose du genou, le blessé signale l'insensibilité complète de son pied depuis le moment de la blessure (lésion nerveuse). Pied froid, violacé, insensible.

Débridement caillots, puis hémarrogie, compression de la fémorale. Section de l'artère poplitée, *double ligature.* Extraction du projectile logé dans le condyle externe du fémur. Arthrotomie externe hémarthrose.

Le lendemain matin, *gangrène gazeuse* massive, pied froid, violet, tendu, crépitation gazeuse remontant jusqu'à la cuisse. *Amputation* circulaire de cuisse du tiers inférieur.

Suites très difficiles. Suppuration légère et œdème du moignon, poussées successives de broncho-pneumonie, délire et pendant deux mois température hectique, teint pâle, subictérique, crises de subdélire, gros amaigrissement, escarre sacrée malgré un état local satisfaisant.

Cet état s'améliore très lentement et le blessé est évacué le 27 décembre présentant encore des poussées thermiques irrégulières.

OBSERVATIONS

(Communiquées par le docteur PERRIN)

L'A rapporte 10 cas suivis de ligature de l'artère poplitée pour blessure de guerre.

Tous les cas ont été traités par la ligature. Sept fois les suites furent simples et les blessés évacués guéris.

Un cas de mort par anémie suraiguë et shok, chez un blessé qui présentait une hémorragie secondaire au travers d'une large plaie du mollet, traitée par une pince à demeure à cause de la gravité de l'état général.

On note deux cas de gangrènes après ligature, une ischémique et une gazeuse, nécessitant des amputations de cuisse au tiers inférieur et suivies de guérison.

OBSERVATION XXXXVIII

(Th. VAZEUX, Paris 1919)

P... Blessé le 12 juin 1917, à 24 heures, par éclats d'obus, opéré le 13, à 4 heures. Jambe gauche blessée, ,froide, douloureuse, non impotente. Pas de garrot. Plaie extérieure a peu saigné. A la radio, petit éclat dans le creux poplité à 3 cms de la peau. A la palpation pas d'hématome important.

A l'intervention, déchirure de l'artère poplitée qui a peu saignée, obturée par un gros caillot, pas d'hématome. Ligature au-dessus et au-dessous de la plaie poplitée. Extraction de l'éclat, nettoyage de la plaie. Pansement à plat.

Dans la journée, jambe plus chaude, moins douloureuse. Le

15, blessé accuse des douleurs dans la jambe, sensation de constriction. Jambe froide, douloureuse : quelques gaz sur le trajet des vaisseaux au canal de Hunter. Température 39° pouls 120, vomissements.

Amputation cuisse au tiers moyen.

Le soir, température 40°, pouls 120, gaz à l'anneau crural. Pointes de feu profondes, débridement du moignon.

Mort.

L'a rapporté à la ligature artérielle la cause de la gangrène gazeuse.

OBSERVATION XXXXIX
(Grégoire et Mondor)

Hémorragie retardée de la poplitée. Mort.

, L...., blessé le 6 avril de deux éclats d'obus : l'un au côté interne du genou gauche, l'autre à sa face postérieure. L'hémorragie abondante d'abord par l'orifice d'entrée postérieure s'est arrêtée spontanément.

Le 9 avril, résection du genou, on débride la plaie postérieure. Immédiatement de nombreux caillots sortent et une hémorragie abondante se produit. Garrot à la cuisse, débridement de la plaie, on ne trouve pas la plaie artérielle, on enlève garrot, l'hémorragie ne se reproduit pas : tamponnement.

Le 11 avril, pansement, pas d'hémorragie.

Le 14, subitement, dans son lit, le blessé fait une hémorragie foudroyante et *meurt* en quelques instants.

OBSERVATION L
(Grégoire et Mondor)

Plaie transpirante des vaisseaux poplités. Quadruple ligature. Ischémie et gangrène gazeuse. Amputation. Guérison.

J... H., blessé le 1er octobre, à 15 heures, opéré même jour, à 18 heures. Eclat d'obus entré côté externe, creux poplité, repéré dans les muscles de la paroi interne. Gros gonflement du mollet. Enorme hématome diffus. Aspect violacé du ied. Pas de pouls à la tibiale. Au niveau du creux poplité, thrill, souple.

Incision de la ligature de la poplitée. Entre les deux jumeaux, double plaie de l'artère et de la veine. Hématome presque dans le mollet. *Quadruple ligature.* Extraction de l'éclat. Drainage.

Le 6 octobre, aspect cadavérique du pied et de la moitié inférieure de la jambe. Gangrène gazeuse au-dessus remontant jusqu'à mi-cuisse.

Amputation basse de cuisse. Guérison.

OBSERVATION LI

(Docteur ALAMARTINE)

Vasili Eleft, 36 ans, sujet grec.

Plaie de la cuisse gauche par balle de revolver. La balle est entrée à la partie supérieure de la face antérieure de la cuisse. Pas d'orifice de sortie. Le blessé a perdu beaucoup de sang par l'orifice d'entrée de la balle, il s'est évanoui, a été ramassé sur la voie publique et amené à l'Hôtel-Dieu, 4 heures après l'accident.

A l'entrée, malade très anémié, se plaint de douleurs extrêmement vives au niveau de la cuisse gauche et du creux poplité. Toute cette région est le siège d'une tuméfaction profonde. On ne sent ni le pouls de la pédieuse, ni celui de la tibiale postérieure. Le pied et le tiers inférieur de la jambe sont très pâles et froids, comme s'il existait une oblitération vasculaire.

Intervention 5 heures après la blessure. Malgré l'état général précaire du malade, anesthésie. Large incision classique de la ligature de la fémorale prolongée jusqu'au creux poplité. Gros hématome diffus qu'on évacue, on trouve le projectile, une balle de revolver, blindée, de 8 millimètres, vers le tiers inférieur de la cuisse. On suit de bas en haut les vaisseaux fémoraux et on trouve vers le tiers inférieur de la cuisse une grosse collatérale, probablement la grande anastomotique donnant un très fort jet de sang. Persuadé d'avoir trouvé la source de l'hémorragie, on place une ligature au ras de la fémorale et on termine l'opération en laissant la plaie partiellement ouverte. Le blessé est dans un état très précaire. I litre ½ de sérum chaud intra-veineux.

Suites opératoires. Le membre reste froid et exsangue, le blessé continue à souffrir énormément, au bout de 24 heures température 40°5, plaques de sphacèle sur le dos du pied, gangrène à marche rapide.

Amputation de cuisse au tiers inférieur, au niveau de la section, la fémorale saigne abondamment.

Mort.

Examen de la pièce opératoire. — Cet examen montre une plaie de la poplitée qui avait passé inaperçue au cours de l'opération, faute d'une exploration opératoire complète et la plaie artérielle trouvé ayant semblé suffisante pour expliquer l'hématome.

A sa partie supérieure, l'artère poplitée est le siège d'une plaie latérale qui a presque complètement détruit la paroi artérielle sur une étendue de près de 3 cms, même lésion sur la veine. En amont de la blessure, veine et artère sont thrombosées sur environ 6 cms, c'est-à-dire jusqu'au niveau du point ou on a fait l'amputation. Une volumineuse hématome avec des caillots déjà organisés occupe tout le creux poplité et le tiers inférieur de la jambe. Développé autour des vaisseaux, il écrase complètement leur lumière, du reste, artère et veine sont également thrombosées au-dessus de la blessure. L'hématome englobe toutes les collatérales artérielles et veineuses et les comprime.

Au niveau de la jambe, lésions ordinaires de la gangrène humide avec prédominance sur les muscles et sur la région postérieure jusqu'à la région moyenne de la jambe. La péronière est perméable au contraire presque jusqu'à son origine.

Il n'est pas douteux que le principal agent de la suppression de la circulation périphérique a été l'hématome, jouant le rôle de véritable garrot interne.

OBSERVATION LII

(Docteur ALAMARTINE, Lyon Chirurgical. juillet-août 1917)
Y. Milorad, 17e infanterie serbe.
Blessé le 25 octobre 1916. Opéré le 9 novembre 1916.
Séton partie inférieure creux poplité.
Enorme hématome diffus occupant tout le creux poplité et le mollet.
Plaie artère et veine poplitées à leur terminaison.
Ligatures au-dessus, au-dessous, résection. Evacuation de tout l'hématome.
Suites très simples.

OBSERVATION LIII
(Docteur ALAMARTINE)

Louis H., 2e l.; 29 ans, opéré le 20 juillet 1918.
Blessure par éclat d'obus, au tiers inféreur, cuisse droite et creux poplité, gros délabrement, opéré à la trente-sixième heure, au cours du nettoyage de la plaie qui est déjà fortement infectée, on trouve une plaie latérale de l'artère fémorale à sa terminaison, empiétant sur l'origine de la poplitée. La paroi du vaisseau est détruite presque complètement sur 3 ½ à 4 cms de longueur. La veine est thrombosée. Hématome diffus. Gros dégats dans le creux poplité. Les deux sciatiques sont coupés. On est sur le point d'amputer le malade. Finalement, on se contente d'une double ligature de l'artère avec résection de 5 à 6 cms de vaisseau, de même sur la veine. On laisse la plaie largement ouverte.

Trois jours apres, il faut faire une *amputation de cuisse* au tiers inférieur pour gangrène du pied et au tiers inférieur de la jambe.
Guérison.

OBSERVATION LIV
(Docteur P. ROCHÉT)

D... Albert, 82e infanterie, 2e Cie, blessé le 26 juillet 1918, à 4 heures, entré le 26 juillet 1918.

Plaie borgne du créux poplité gauche par éclat d'obus.

Orifice d'entrée au niveau du pli de flexion, moitié externe. Eclat localisé contre la bulbe du tibia près de son bord interne. Le blessé dit avoir perdu beaucoup de sang. Mollet énorme, distendu, dur. Pas de pouls à la tibiale, ni à la pédieuse. Jambe en flexion très marquée sur la cuisse.

Intervention, 23 heures après. Nettoyage de l'orifice d'entrée et excision des tissus contus. Incision de recherche des vaisseaux poplités prolongée vers le bas. On trouve une section de l'artère jumelle externe. Ligature fil d'attente sur l'artère poplitée. En suivant, les gros troncs vasculaires, on découvre une section presque complète de l'artère près de l'anneau du soléaire. Celui-ci est incisé. *Ligature des deux bouts de l'artère* lésée. Pas de lésions nervéuses.

On enlève l'éclat par une petite incision des segments sur le bord interne du bulbe tibaïl.

Pansement à plat, immobilisation en gouttière métallique. Le blessé est couché, la jambe blessée fortement relevée.

29 juillet, les segments du pied sont chauds. Apyrexie. Impotence fonctionnelle des orteils et anesthésie ou plutôt engourdissement de toute la jambe. Sphacèle superficiel du jumeau externe. Légère escarre talonnière.

2 août, blessé évacué. Sensibilité revenue. Il ne persiste qu'un certain degré d'engourdissement du membre, œdème du membre a presque complètement disparu. Plaie en bonne voie de *guérison*.

CONCLUSIONS

1° Les plaies de l'artère poplitée comptent parmi les plus graves blessures vasculaires.

2° L'établissement de la circulation collatérale est gêné par l'importance des délabrements musculaires, l'abondance de l'infiltration hémorragique ou la compression centrifuge d'un hématome sous tension dans le cadre poplité étroit et inextensible.

La fréquence de la nécrobiose s'explique par l'étendue de la thrombose qui ne se limite pas au point blessé, s'étend en amont et en aval de la blessure, par la migration de caillots emboliques, par les lésions concomitantes des artères collatérales.

3° Cliniquement, on peut observer des plaies de la poplitée avec hémorragie externe, avec hématome diffus ou infiltration hématique, sans signes extérieurs (plaies sèches).

Elles déterminent souvent des signes généraux graves. Non traitées, elles peuvent entraîner la nécrobiose du membres, la gangrène gazeuse, le phlegmon circonscrit ou diffus, la mort par shok ou par septicémie.

4° Le diagnostic se basera sur la disparition du pouls à la tibiale ou à la pédieuse, la pâleur, le refroidissement du membre, les douleurs accusées par le blessé, l'impotence fonctionnelle, la valeur de l'indice oscillométrique.

5° La nécrobiose et la gangrène gazeuse, après ligature de la poplitée, s'observe dans 36 % des cas, les troubles trophiques et sensitioo-moteurs dans 36 % des cas, la guérison parfaite dans 28 % des cas.

6° L'extension progressive de l'hématome, la menace de son infection rapide, de la nécrobiose du membre et de la gangrène gazcuse commandont l'urgonoo do l'intervention.

La ligature constitue le mode d'hémostase le plus simple, le plus rapide, souvent le seul possible. La ligature concomitante de la veine ne paraît pas diminuer les chances de gangrène.

Celle-ci indique l'amputation de cuisse au tiers moyen ou inférieur, plane ou circulaire, sans suture des lambeaux.

La suture vasculaire, l'intubation, la greffe artérielle ont des indications limitées, subordonnées aux possibilités cliniques.

BIBLIOGRAPHIE

LARREY. — *Cliniques chirurgicales*, 1829.

MAREY. — *La Circulation du Sang*.

JABOULAY. — *Dictionnaire encyclopédique des Sc. Médicales*, 1888 (région poplitée).

TESTUT. — *Traité d'Anatomie. Artère poplitée.*

SIRAUD. — *Circulation artérielle du genou.* (In thèse, Lyon, 1895).

PICQUET. — *Rupture traumatique des artères.* Th., Paris, 1906.

XXᵉ CONGRÈS DE CHIRURGIE, 1909. — *Plaies de l'artère poplitée.*

MONOD et VAUVERTS. — *Traitement des hématomes artériels. Revue de Chirurgie*, 1911.

NIEILLE. — *Importance des veines dans la circulation artérielle collatéralle. Journal de Chirurgie*, 1911.

DANIS. — *Les causes d'insuccès de la suture vasculaire. Presse Médicale*, 31 août 1912.

TUFFIER. — *Intubation artérielle dans les blessures des grosses artères. Bull. de l'Acad. de Médecine*, 19 oct. 1915.

H. MEIGE et ATHANASSIO-BÉNISTY. — *Signes cliniques des lésions du Sympathique dans les blessures des membres. Presse Médicale*, avril 1916.

SENCERT. — *Les blessures des vaisseaux (Coll. Horizon)*, 1917.

— — *Traitement des plaies vasculaires à l'avant. Lyon Chirurgical*, 1917.

GRÉGOIRE et MONDOR. — *Notes sur les plaies des vaisseaux. Lyon Chirurgical*, 1917.

ALAMARTINE. — *Plaies artérielles sans hémorragie externe. Lyon Chirurgical*, 1917.

MOCQUOT et FEY. — *Gravité des lésions artérielles du membre inférieur dans les plaies de guerre et fréquence de la gangrène consécutives. — Plaies de la poplitée. Revue de Chirurgie,* mars-avril 1917.

CONFÉRENCE CHIRURGICALE INTÉRALLIÉE. — *Blessures des vaisseaux. Arch. Méd. et Chir.*, 1917.

JEANNENEY. — *Oscillométrie et lésions vasculaires dans les gangrènes par oblitération. Gaz. hebd. des Sc. Méd.*, Bordeaux, 1917.

DESPLATS et BUQUET. — *Ischémie nerveuse des blessés de guerre. Bull. Mém. Soc. Chirurgie*, oct. 1917.

LERICHE et HEITZ. — *Influence de la Sympathectomie artérielle sur la circulation artérielle. Arch. Mal. Cœur et vaisseaux*, février 1917.

SOURDOIS. — *Oscillométrie dans les plaies de guerre des vaisseaux.* Th. Bordeaux, 1918.

OKINCZYC. — *Plaies vasculaires en chirurgie de guerre. Journal de Chirurgie*, 1918.

DUCASTAING. — *Blessures des vaisseaux.* Th., Paris, 1918.

GATELLIER. — *Réunion médico-chirurgicale de la 7e Armée*, 26 janvier 1918.

ALARY. — *Suture de la poplitée. Bull. Mém. Soc. Chir.*, 1918.

MAKINS. — *Lésions des vaisseaux par projectiles de guerre. Journal de Chirurgie*, mai 1918, T. XIV.

BABUISKI et HEITZ. — *Oblitérations artérielles traumatiques. Arch. Mal. Cœur et vaisseaux*, 1918.

DERACHE et VONCKEN. — *Restauration circulatoire dans les membres après ligature du tronc principal. Bull. Mém. Soc. Chir.*, juillet 1918.

VAZEUX. — *Fréquence des gangrènes dans les ligatures artérielles.* Th., Paris, 1919.

LERICHE et HEITZ. — *Rôle du Sympathique artériel. Bull. Mém., Soc. Chir.*, avril 1919.